爱院感

——院感管理纪实

致青春

主编 黄勋 任南

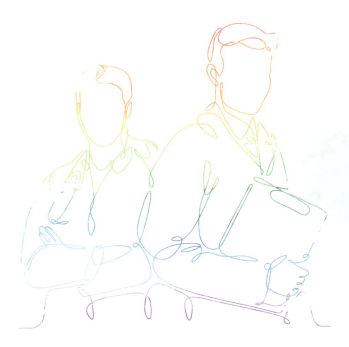

人民卫生出版社
·北京·

图书在版编目（CIP）数据

爱院感致青春：院感管理纪实 / 黄勋，任南主编
. — 北京：人民卫生出版社，2022.11
ISBN 978-7-117-33764-9

Ⅰ.①爱… Ⅱ.①黄… ②任… Ⅲ.①纪实文学 – 作品集 – 中国 – 当代 Ⅳ.①I25

中国版本图书馆 CIP 数据核字（2022）第 190349 号

人卫智网	www.ipmph.com	医学教育、学术、考试、健康，购书智慧智能综合服务平台
人卫官网	www.pmph.com	人卫官方资讯发布平台

爱院感　致青春——院感管理纪实
Ai Yuangan　Zhi Qingchun —— Yuangan Guanli Jishi

主　　编：黄　勋　任　南
出版发行：人民卫生出版社（中继线 010-59780011）
地　　址：北京市朝阳区潘家园南里 19 号
邮　　编：100021
E - mail：pmph @ pmph.com
购书热线：010-59787592　010-59787584　010-65264830
印　　刷：北京盛通印刷股份有限公司
经　　销：新华书店
开　　本：889×1194　1/32　印张：7.5
字　　数：143 千字
版　　次：2022 年 11 月第 1 版
印　　次：2022 年 11 月第 1 次印刷
标准书号：ISBN 978-7-117-33764-9
定　　价：49.00 元

打击盗版举报电话：010-59787491　**E-mail：**WQ @ pmph.com
质量问题联系电话：010-59787234　**E-mail：**zhiliang @ pmph.com
数字融合服务电话：4001118166　**E-mail：**zengzhi @ pmph.com

编者名单

主　审　冯子健　吴安华

主　编　黄　勋　任　南

副主编　付陈超　韩克军　文细毛　刘思娣

编　者

李　群　青海油田医院

黄奉毅　重庆市长寿区人民医院

邱子玲　重庆市长寿区人民医院

曾小洁　浙江省瑞安市人民医院

邱慧娟　新疆生产建设兵团第九师医院

李海松　西藏自治区日喀则市人民医院

达瓦仓决　西藏自治区日喀则市人民医院

张　頔　泰达国际心血管病医院

冯玉召　泰达国际心血管病医院

赵　霏　四川大学华西第二医院

王婉秋　四川大学华西第二医院

周　威　龙　四川大学华西第二医院

姚　羽　青　上海市徐汇区疾病预防控制中心

周　昌　明　复旦大学附属肿瘤医院

张　斌　涛　陕西省咸阳市中心医院

王　海　生　胜利油田中心医院

张　红　梅　胜利油田中心医院

董　　　浩　胜利油田中心医院

海　云　婷　内蒙古自治区人民医院

郭　天　慧　内蒙古自治区人民医院

许　彬　彬　内蒙古自治区人民医院

魏　艳　红　辽宁省营口市中心医院

谢　承　峰　江西省儿童医院

陈　思　思　江西省儿童医院

秦　华　翊　江苏省人民医院

曹　恒　畅　江苏省人民医院

张　儒　林　吉林省通化市人民医院

高　春　玲　吉林省通化市人民医院

易　慧　娟　中南大学湘雅口腔医院

范　允　舟　华中科技大学同济医学院附属协和医院

关　　　心　哈尔滨医科大学附属第一医院

吴　　璇　遵义医科大学附属医院

李　　楠　深圳市罗湖区人民医院

李　　旭　安徽省第二人民医院

高　　雯　安徽省第二人民医院

秦　浦　海　安徽省第二人民医院

罗　　鑫　重庆市巴南区人民医院

陈　松　婷　昆明医科大学第一附属医院

白　　雪　天津医科大学总医院

李　婧　闻　四川大学华西医院

江　　宁　上海市疾病预防控制中心

刘　　虹　上海中冶医院

王　　逸　空军军医大学唐都医院

王　冬　丽　空军军医大学唐都医院

薛　　凯　空军军医大学唐都医院

李　　婧　山西医科大学第一医院

赵　　璐　青海大学附属医院

绽　　丽　青海大学附属医院

王　晓　华　沈阳医学院附属中心医院

杨　　悦　江苏省人民医院（南京医科大学第一附属医院）

张　　俏　吉林省前卫医院

熊 蔚 蔚　吉林省前卫医院

王　　莹　武汉大学中南医院

胡 新 梅　广西中医药大学第一附属医院

农 彩 芬　广西中医药大学第一附属医院

樊 玉 清　甘肃省人民医院

张　　培　兰州大学第二医院

李　　静　兰州市第一人民医院

王　　娟　甘肃省天水市第二人民医院

杨　　伟　安徽医科大学第一附属医院

张 传 静　安徽医科大学第一附属医院

刘　　璟　开封市中心医院

赵　　娜　开封市中心医院

孟　　阳　开封市中心医院

序

中华预防医学会医院感染控制分会自 2019 年第五届委员会换届以来，在吴安华主任委员的带领下，一直致力于提升中国医院感染防控学术水平，促进医院感染防控理念传播和实践，推动学科建设和感控文化的发展。

众所周知，每一门学科的发展都离不开学科文化的推动。1989 年 1 月，卫生部委托湘雅医科大学附属湘雅医院建立全国医院感染监控管理培训基地，到 2019 年，正好 30 年。培训基地 30 年的发展历程，也是我国医院感染学科的发展的一个缩影。由于人才缺乏，第一届全国学术会议只能和其他学术会议联合召开。多年来，全国医院感染监控管理培训基地与中华预防医学会医院感染控制分会不断推进感控文化建设与发展，在"三十而立"的重要历史节点，2019 年全国医院感染学术年会举办了首次《爱院感·致青春》演讲比赛，受到广大与会人员的一致好评，2021 年又成功举办了第二届《爱院感·致青春》演讲比赛。每位演讲者将他们的"感控故事"带到聚光灯下，讲述在院感防控每一个平凡岗位上都有着不凡的奉献者；院感无小事，直面暴露风险，严守感控防线，守护生命健康是每一位院感人的职责与使命。在此基础上，为了进一步推动医院感染防控学科文化的传播，由黄勋教授、任南教授主编，全国61位感控工作者共同编著的《爱院感　致青春——院感管理纪实》将正式出版，该书向我们展示了广大青年医院感染防控工作者爱岗敬业的工作热情和奉献精神。

本书集结的39篇文章，创作者既包括医院感染专职工作人员，也包括来自临床一线的医务工作者，更有来自防疫战线的同行。这些内容是一部部关于青年院感工作者的成长史，在他们的故事中，我们看到了感控工作者专注、审慎的工作态度，对工作精益求精、用生命守护着生命的精神；看到他们在感控的道路上奔跑在一线，坚定不移地践行着自己的使命；也看到院感防控在临床推进中的艰难与突破，以及寝食难安的焦虑，有口难言的无奈，曲折细微的感动和豁然开朗的明亮。编者力求通过文字，让我们感受到这门学科的发展力量，从而对医院感染防控行业有着更为客观的认识和更为理性的思考。

希望更多的医务工作者以及社会公众能够读到这本书，从不同的维度了解到"白衣战士"背后那些难为外人所知的感人故事，让大家真正领悟到医院感染防控工作的重要意义，践行"人人都是感控实践者"的理念。

冯子健

2022年10月　北京

前言

　　长久以来，我们一直期望在全社会人群中，特别是医务工作者中达成一项共识：医院感染防控是提高医疗质量、保障患者和医务人员安全的重要组成部分。广大医院感染防控工作者为此付出诸多努力，也取得些许成绩，特别是在近年来新冠肺炎疫情防控中，医院感染防控更是必不可少的一环。医院感染防控工作者不惧危险、勇往直前，在新冠肺炎疫情防控中所取得的成绩，使人们越来越了解医院感染防控的工作内容及其重要价值，也越来越重视医院感染防控工作，更有越来越多的人参与到医院感染防控工作中。

　　我们深知，一个学科发展的成功与否在于是否具备学科文化。学科文化是学科发展中无时不在、无所不在的精神，在学科发展中具有不可替代的作用和地位。医院感染学在我国仍然是一门比较年轻的学科，仍然在学科发展中不断形成自己独特的价值标准、学术规范、思维范式、行为准则和传承方式，所有院感人也仍在不断地探索、研究、总结和推广。

　　2019年，在中华预防医学会医院感染控制分会的第28次全国医院感染学术年会上，我们举办了全国"爱院感·致青春"的演讲比赛，得到了全国医院感染工作者的拥护，大家踊跃报名、积极参与，这是建设医院感染学科文化的一次有益探索。该项活动在第 30 次全国医院感染学术年会再次举办并取得成功后，已经成为中华预防医学会医院感染控制分会在学术年会上的一个品牌活动。受此启发，我们发动学会委员和获奖选手，将演讲内容进行改写，并结集出版，旨在进一步推动医院感染防控的文化建设。

本书收录的 39 篇文章，创作者既有医院感染专职工作人员，也有来自临床一线的医务工作者，更有来自防疫战线的同行。所写的内容既包括常规医院感染的防控，又包括新冠肺炎疫情下的防控。创作者将自己在工作中的所见、所闻、所思、所悟均记录其中，让每一个精彩的瞬间一幕幕展现在读者眼前。在一个个感人的故事中，读者可以充分感受到"人人都是感控实践者"的理念在不断深入；前辈如灯塔，照亮前行的道路；临床的认同，是前行的动力；同行们相互扶持、鼓励，不畏走上布满荆棘的道路。

本书在编写过程中得到中华预防医学会各级领导的大力支持，冯子健秘书长欣然为本书作序，刘霞副秘书长、分会主任委员吴安华教授全程参与指导，全国各省、自治区、直辖市院感专家倾力推荐、指导。另外，韩克军教授、吴让香老师、刘波老师对本书的编写也提出了宝贵意见，在组稿过程中，易慧娟老师也承担了大量的工作。本书的出版同时还得到人民卫生出版社领导和编辑老师的支持和帮助，在此一并表示衷心的感谢。

　　由于文章作者多为行业内的青年工作者，经验有限，希望广大读者、同仁对本书的不足之处提出宝贵的批评与建议，以利于我们不断完善。

编者

2022 年 9 月

目录

致敬前辈
感控精神代代相传

不忘初心
在挫折中涅槃成长

"感"为人先

奔跑在感控一线

精益求精

用生命守护生命

不负青春

用脚步丈量祖国大地

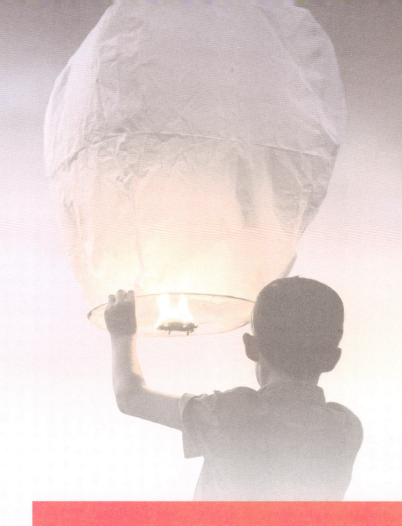

致敬前辈

感控精神代代相传

20，30，40

　　青春是懵懂而珍贵的，也是短暂而美好的。年青一代的院感人从前辈手中接过重任，在各自平凡的岗位上，挥洒着青春的汗水，坚守着感控的初心。下面，我们将从 3 个不同年龄段的院感人的自述中，体会他们的信念与坚持。

　　我，20 岁，一名院感护士。2017 年的夏天，从医学院护理系毕业的我，带着满腔的热血踏入临床。都说护士的工作是繁杂、琐碎的，但我却不以为然！经过轮转和规培后，我居然被分配到了一个戒备森严而又规矩多多的神秘科室，一扇门，隔出了两个截然不同的世界。没错，就是手术室！医院感控的重点部门。年轻的我对院感的理解就是：每一次手术前的外科手消毒、每一次建立无菌器械台前的清洁整理、每一次开启无菌物品前的检查……我都严格按照要求执行。

记得有一次手术结束后，保洁人员刚刚做好保洁，接台手术的医师就催着要推患者进去，我告诉他百级洁净手术间需要至少 10 分钟的自净时间，现在不能进去。可是手术医师不听劝阻，一边强行推着患者进去，一边大声地说："搞什么啊，还有这么多手术没做，别在这浪费时间。"我用我的坚持，固执地拦住了他，但医师愤怒不屑的眼神却深深伤害了我。那一刻，我站在过道上，委屈又迷茫！严格按照规范要求执行，我做错了吗？遇到这种问题时我该如何说服医师们呢？

我，30 岁，一名院感医师。作为一名院感医师，我深知坚守原则、护卫健康是我们院感人始终如一的追求！时间回溯到 2020 年春节，突如其来的新冠肺炎疫情让节日的氛围荡然无存。正在休产假的我收到科室群发出"为抗击新冠肺炎疫情，全体同志取消春节休假"的信息。收到信息后，我一夜没有合眼。想提前结束产假，可是女儿才刚满月，我去上班了，孩子怎么办？去上班就意味着不能回家，而且科室已经有一例确诊患者，大家都处在恐慌之中，万一被感染了怎么办？一系列未知的问题在脑中盘旋。可是，我是科室院感医师，在这种关键时刻怎能退缩？平日里积累的院感知识，这个时候不用，什么时候用？不去协助大家进行防护，倘若同事真的遭遇感染，我能心安吗？

初一天刚亮，我就买了返程的火车票，看着还在熟睡的孩子，我还是没忍住哭了，婆婆看见我哭也流下了眼泪，拍着我的肩膀说："你放心去上班吧，宝宝我来带，你一定要照顾好自己。"告别家人，我义无反顾地踏上了抗疫的征程。

人们之所以赞美勇者，是因为他们会在明知风险的时候，不畏生死、迎难而上！可是，死亡面前，谁会毫无畏惧？但尽管心存畏惧，我们依然选择去做、要去做、必须去做！这是选择！是使命！是担当！

我，40岁，一名院感管理者。回想起新冠肺炎疫情初发时的那段舍生忘死的经历，仍让人忍不住泪目。我们一起哭、一起笑，一起咬紧牙关扛过的那段最艰难日子！医师、护士、院感人都表现得特别勇敢，每个人都值得被褒奖。

还记得2015年4月，我新官上任，第一把"火"就"烧"

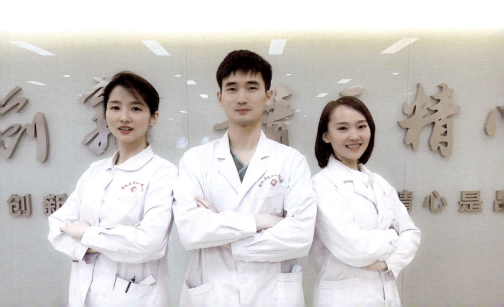

在呼吸科！"主任，我们科发现省内首例 H7N9 病毒阳性患者！咳嗽、咳痰！血氧下降！病情危重！"放下电话，我便风风火火地赶到现场！看到的一幕让我震惊！医护人员除了普通口罩，什么防护都没有做！他们一边抢救患者，一边快速将患者转入重症监护隔离病房。

对！医师、护士想的是"抢时间就是抢生命"，而我要做的则是"上管天，下管地，中间管空气"。我必须要保证医师、护士和患者的安全！虽然当时世界卫生组织公布：尚无证据显示 H7N9 会人传人。但出于病原生物学考虑，密接者必须隔离！很快与该患者同病房的其他患者发病！我们迅速撰写了病例报道，为 H7N9 存在有限人传人现象提供了依据！随后，院感科马上组织医院全员开展隔离服穿脱培训及感染患者转运演练。之后，这些都成了医院每年的常规动作！

新冠肺炎疫情暴发，武汉封城前夜，离火车站直线距不到1千米的安徽省第二人民医院成了"战场"。蜂拥而至的返乡者猛烈地冲击着发热门诊，此刻我和同事们每个人都倍感压力！但一切工作都紧张而有序地进行着。划分污染区域、规划感染患者院内路线，做每个人的督导员。"口罩密封性试了没有？""CT 机房也要分区！对！干得好！""喂！设备科！不行！立刻！马上送来！"随处都能看到我的身影！大嗓门！严苛！固执！但同事们都笑着对我说："只要你在，我们就不怕！"

如今，后疫情时代的到来对院感人提出了新的挑战。这不仅仅是未雨绸缪，更是需要仁者见仁、智者见智。为了抵御未知的风险，院感人要做的事还有很多很多！

没有一代人的青春是容易的，但每一代人的青春都是大有可为的。少年勤学，青年担当！中国青年，国之栋梁！我们一代代院感人，年龄不同，使命相同！我们将汇聚成一束光，凝聚成一股力量，那就是中国力量！

（李　旭　高　雯　秦浦海）

青春不停步，
感控在路上

有这样一群人，在临床医务人员眼中，他们是"城管队员""消防队员"。2016年的冬天，我在医院实习时第1次接触到这个群体。早上跟着带教老师查房时，带教老师突然小声而又神秘地对大家说："'城管队员'来了，大家要注意手卫生。""城管队员"？医院还有城管吗？我正纳闷，迎面走来了院感科的老师们，他们严谨、细致的检查给我留下了深刻印象。

没曾想，2021年1月，我也光荣地加入了这支"城管队伍"，成为遵义医科大学附属医院最年轻的院感工作者。当我看到办公室里挂着的抗疫锦旗和荣誉奖牌时就被深深吸引……

2020年初，本是阖家欢乐的春节，一场突如其来的新冠肺炎疫情打破了新春的祥和。除夕夜的凌晨2点，院感科主任邱老师接到电话立刻赶往医院，她明白这场硬战的集结号吹响了。邱老师第一时间带领院感团队在院领导的指挥下开展全院防控工作，梳理工作流程，制定院内防控制度、措施、应急预案等。严格把关每一个环节，反复研究和改进，为医院的抗疫工作提供了一份可靠又详尽的院感防控路线图。

20人、50人、100人……发热患者就诊量日渐增多，留观患者住院人次呈几何上升，改建发热门诊和隔离病房刻不容缓。院感科按照三区两通道的设置要求，因地制宜，一遍遍现场实地办公、反复验证，唯恐哪个环节出现差错。在疫情最严峻的时刻，院感科已然成为全员的"香饽饽"。"我们科的口罩不够用了怎么办？""我们科来了一名黄码的患者该怎么处理？'一连串的问题紧跟在每一个电话铃声后，院感科的同仁们手机24小时开机，随时应对临床的求助。

为确保每位人员防护到位，最大程度降低感染风险，院感科重培训、强指导、抓练习、严督查，对全院人员，包括所有医护、保安、保洁、护工、检验人员等，开展大大小小80多场"无死角"的新冠肺炎疫情防控知识和技能培训，真正做到了人员培训全覆盖。当遵义首例确诊病例进入隔离病房，院感科立刻将抗疫端口前移到临床一线，每天安排2位院感专职人员对医务人员穿脱防护服的流程进行现场指导和监督，保障每位一线战士的职业安全。邱老师常说："保障所有医务人员的安全，是感控人的职责所在！"最终，遵义医科大学附属医院以患者、医务人员零感染的成绩交出满意的答卷。

每一位院感人用实际行动肩负起感控人的责任和担当。疫情期间，院感科主任邱老师总是冲在最前线，带领院感团队深入一线督导，排查全院的风险点。她的工作笔记上总是密密麻麻地记录着每一个需要调整的环节：预检分诊的红外线体温监测仪灵敏度不够、发热门诊缓冲区空气流向问题……小到口罩型号的选择，大到防控工作的统筹布局。即使到深夜，走廊上也总能看到她办公室的灯依然明亮，陪伴着她研究最新的防控工作指南，思考院感隐患的解决办法。我科胡老师的丈夫忙于投身乡镇脱贫攻坚，她为随时应对临床院感防控工作的需要，全身心投入到抗疫工作中，毅然将两个年幼的儿女交给已70多岁的公公婆婆，自己在医院附近租房以便随叫随到。年逾60岁的院感科前辈秦桂英老师，在接到贵州省重症和危重症确诊患者定点收治医院（将军山医院）请求支援的电话后，没有丝毫犹豫，主动请战奔赴前线。因为经常忙到深夜常常顾不上吃饭，同事们催促她早点回去休息，但她只是默默回应一句"没事，我不累。"又继续埋头工作。恪尽职守的秦老师，用行动和执着为千万的院感后辈树立了光辉的榜样，在贵州省抗击新冠肺炎疫情的表彰大会上，贵州省委书记谌贻琴赞誉她为将军山医院最年长的"战士"。

　　这些"白衣执甲、逆行出征"的院感前辈，用实际行动践行"守土有责、守土尽责"的铮铮誓言，这些由平凡的院感人无声书写的不平凡事迹深深震撼了年轻的我。他们吃苦耐劳，对院感工作的付出和担当给我这个院感新人上了感控路上的第一堂课。

　　入职前，我对院感工作的理解只停留在每天到病区查查手卫生，查查医疗废物分类的肤浅认识。直到我慢慢深入院感工作，才体会到为什么称院感人为医院的"城管"。院感人整日穿梭于医院的各个角落，哪里医院感染率有上升趋势，哪里感控措施没有落实到位，哪里有不明原因感染发生，哪里就有院感人的身影，查找传染源，制订感控措施……，真正应验了那句"管天、管地、管空气"。

　　我接手的第一份工作是产科手术切口目标监测，首要任务就是降低术后切口愈合不良率。印象最深的一次，是一名年轻的产妇因切口感染在换药室进行扩创清创治疗，尽管已进行局部麻醉，但在切除伤口里较深的坏死组织时，她紧闭双眼，双手死死拽住身边的床单，咬住的下唇近乎泛白，尽管她竭力在忍耐，可剧烈的疼痛仍使得她忍不住呻吟起来。看到这样的场景和血淋淋的伤口时，我不禁深思，作为感控人员，能为她们做些什么来降低这样痛苦发生的概率呢？

　　在我不知从何做起时，老师们便一遍遍带我走进临床。进入换药室督导换药过程是否遵守无菌原则，查看各类消毒剂的效期，就连一包无菌纱布摆放的位置都不放过。正如邱老师常说的："院感工作就是要深入临床，仔细侦查每一个环节、排查每一个隐患，才能防患于未然"。这是我在老师们的身上学到的感控路上的第二堂课：从临床中来，到临床中去，细节决定成败。

我也学着像前辈们那样，更用心地投身于临床实践中。缺乏产科专业知识，便请教产科医师和护士学习相关临床经验。为了整理围手术期集束化预防方案，与医师、护士沟通产前的

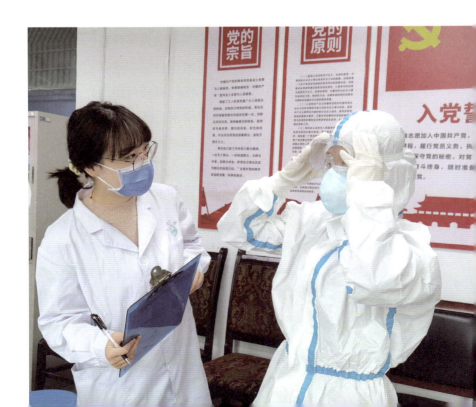

术前准备措施，参观每一台剖宫产手术，从外科洗手到手术过程，从中分析可能存在的风险因素，结合临床实践与查阅的文献和专业指南，整理出一些可行的干预措施，并督导落实。

日复一日的监测工作，枯燥、无味，也曾被临床医师调侃是院感"挑刺"版的工作方式。有时候也会感到怀疑，这些工作真的有用吗？但是，当我看到我提出的预防措施一步一步落实到实际工作中，医务人员手卫生依从性、正确率提高时；当我看到干预后的切口感染率呈下降趋势时；当我顺利地完成首次目标监测汇报，收获了老师的肯定和产科全体医务人员的掌声时；当我看到术后恢复良好的母亲们抱着小孩对着医务人员真诚地说着感谢，一家人洋溢着幸福的微笑离开医院时，作为一名感控新人，我内心的骄傲和自豪、喜悦和成就、激动和鼓励潮涌而至，更加深感肩负这份工作的责任与担当！

我想，我的奋斗目标从未这样清晰，那就是像前辈那样为感控事业贡献力量。在这样一个全民抗疫的特殊时代，感控不再是院感人的独角戏，我为踏上感控之路而感到骄傲和自豪。尽管感控这条路还有些弯弯曲曲、高低不平，会遇到数不尽的困惑和挑战，但作为新时期的感控青年，我将义无反顾地坚守在感控的阵地上，守我初心，践行使命，勇担责任，不负众望，让院感的青春涂满奋斗的底色！青春不停步，感控在路上！

（吴　　璇　秦桂英）

相信，

你就是光

2020 年是很特殊的一年。在 20 世纪最后 10 年出生的孩子们，他们有的已进入而立之年，有的初入职场。然而似乎很多人却并不相信，他们真的已经长大了。

回忆起 18 年前那一场令人谈之色变的"非典"，对于当时年仅 4 岁的我来说，并不知道这样一场重大的公共卫生事件会给人们带来怎样的挑战。好在我的父亲是一名外科医师，从他的口中我听到了一个又一个医务人员英勇无畏的感人故事。从那时起，我就认为医师是一个非常"酷"的职业，我开始向往着长大后也能像他们那样，从死神的手中抢人。

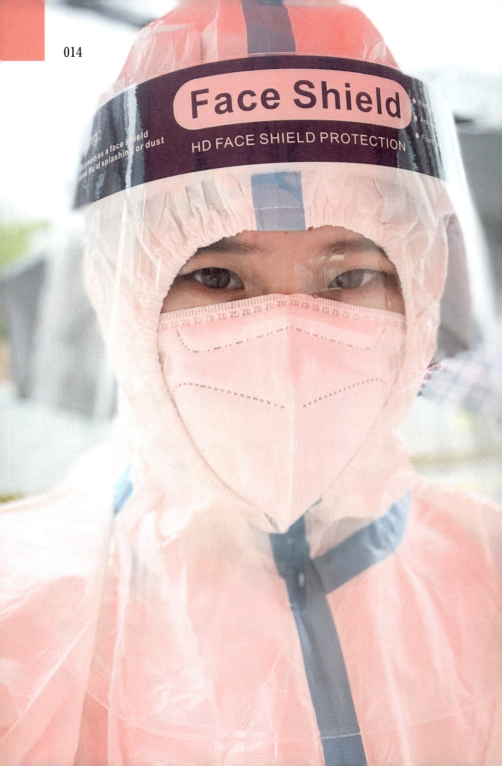

　　然而当我真正穿上白大衣时，却发现现实与想象大不相同。在人们口中神一般存在的医务人员，归根结底也是肉身凡胎。我所在的口腔科，诊疗存在一定的特殊性，患者流动性大、血源性病原体感染状况不明，且长时间近距离接触患者进行口腔内操作、侵入性操作多，同时在操作的过程中还会产生大量含有细菌的悬浮颗粒（如飞沫、气溶胶等），再加之口腔器械品种多、数量大、周转快，这些都是口腔科感控的重点、难点。

　　在科室每天不仅要面对巨大的临床医疗压力，还要接受着各种各样的院感检查。小到一根消毒棉签的去向，大到患者收治环境、防护标准、空气流向，都需要运用院感的知识去溯源、追查。还真是应了那句"院感科，上管天、下管地、中间管空气"。那时的我认为，面对如此之重的感控任务，只要我们每天按照规定来践行院感的要求，也称得上是合格的感控人。

　　2020年1月21日，一张长沙到武汉的高铁票刷爆朋友圈，在大多数人还在为迎接春节做准备时，被称为"多看患者、多解难题、多做贡献"的"吴三多"医师——吴安华老师，独自登上了开往武汉的高铁。

　　在去武汉之前，吴安华老师并没有闲着。作为国家卫生健康委员会专家组成员，他于1月20日从湖南省其他地市完成医院感染防控督导工作归来，回到家里已是晚上11点。1月

21日一大早,他就前往医院上班,先到门诊、急诊、发热门诊、隔离病区走了一圈,看看医务人员的防护合不合格,医务人员有没有按要求佩戴口罩,一切检查完毕才安心。中午匆忙下班,还没来得及吃饭就直奔高铁站,登上前往武汉的高铁。

这一天,新冠肺炎疫情的相关新闻开始在全国媒体掀起了"高潮"。疫情下的武汉,瞬间成了人们避之不及的地方。

湖北武汉的疫情牵动着全国人民的心,千千万万的医务工作者驰援湖北。在全力抢救患者的同时,必须尽最大可能避免医务人员的感染,确保他们的安全,才能让救治工作更顺利地进行。医务人员是否做好安全防护,是吴老师最牵挂的。

1个多月的时间,吴老师做了近百场的培训,培训学员超过万人,曾5天就完成了对近30支医疗队、近4 000人的岗前培训。在全国感控专家们的共同努力下,创造了全国各地支援湖北的4.2万名医疗队员零感染的中国奇迹。吴老师说:"第一,我是一名医师;第二,我是一名教授;第三,我是从事感控工作的。通过我的讲解,能让患者和医务人员不被感染,我辛苦一点没关系。"

每当一线传来吴老师的报道,无不让我感动,也让我明白院感防控不是院感科的独角戏。

有一天,我接诊了一位特殊的小朋友。挺热的天气,他却不合时宜地穿着一件皱巴巴的棉背心,虽然表情略显僵硬,但他脸上依然洋溢着笑容。"他的名字叫坤坤,出生的时候因为缺氧导致大脑性瘫痪。"坤坤的奶奶哽咽着说。交谈中得知，坤坤的父母常年在外打工，都是奶奶在照顾坤坤，平时靠卖自家产的一些鸡蛋来增补家用。恍然间，让我不知该说点什么才好，说什么都显得有些无力。

我们开始为他进行口腔检查，发现口腔卫生状况非常糟糕，大大小小的溃疡，几乎每颗牙齿都有不同程度的龋坏。奶奶说道："每次给他刷牙他都不愿意，要哭闹好久，他爸妈又不在身边，我真的不知道该怎么办呀！"然后又指着坤坤的手说道："他很喜欢把手放进嘴巴里，这要怎么办？"见此情形，出于职业本能，我直接将他的小手从口腔中拉出来。可这一行为，却使坤坤惊慌得号啕大哭。

我开始有些自责，但也在引发我去思考。在疫情常态化防控的当下，曾经我们常强调的医务人员手卫生，如今已普及至全民。但是，我们普及感控知识的这些方式，真的能被一些特殊人群所受用吗？他们能如常人一样，有效地了解防疫的方法吗？

坤坤的出现让我意识到，我们虽然无法像前辈们那样勇敢且无畏地奋战在抗疫一线，但我们可以尽己所能为大众的健康保驾护航。自那以后，院内的医护、师生，共同制作完成了1 319幅关于疫情防控的科普漫画，线上点击量高达4 000万之多。内容涵盖什么时候需要洗手、怎样有效洗手、公共场所防护常识等，有趣、生动且通俗易懂，通过互联网让更多的人了解到疫情防控的方法。

不久后的一个清晨，我刚走进医院，就看到奶奶带着坤坤早早地在科室门口等候，门口还放着被报纸包裹好几层的一篮子土鸡蛋。检查后发现，坤坤口腔卫生状况大有好转。奶奶告诉我们，看了我们的漫画后，他每天都非常认真地学着洗手，奶奶也把这些漫画分享给很多像坤坤一样的"慢天使"们。分别时，坤坤伸出他的双手，示意让我检查一下，我刚蹲下身，迎来的却是一个大大的拥抱……

这次的经历，无疑让我的内心充满温暖也更加明朗。其实，我们处身在社会的每一个角落，有的人选择在紧张、危险的一线，穿上厚厚的防护服，看不见彼此的脸，纵使病毒肆虐、战疫艰苦，却依然乐观地用精熟的感控技能与病毒近身肉搏；有的人身着白衣，却不在临床，默默无闻，却至关重要，纵使消毒任务艰巨且枯燥，每个步骤他们却都不曾怠慢；有的人在忙碌的临床工作后，不断总结经验，不断创新宣传感控知识的新形式。他们都有一个共同的名字：感控人！

那些曾经被全世界保护的男孩女孩们，如今已穿上白大衣，学着当年大人的样子，用自己的方式奔跑在感控一线。我们被感恩过，也被误解过，但我们依然会用青春在每一个角落中散发出属于感控人的独特光芒！

（易慧娟）

很高兴认识你

我走在医院院区，来来往往的人们各自奔忙，回想十几年来我从事院感工作的点滴过往，因为院感，我结识了很多可敬可爱的同事和朋友，心中满是感激。

初识院感，是我刚参加工作的时候。那时我对医疗工作的认识较浅，院感对我而言更是陌生，我多少有些不安。来到院感科，认识了4位专职院感老师。首先见到的就是科主任，她50多岁，喜欢大家称呼她"杨老师"，虽然个子不太高，但却精神十足，说话时声音洪亮、底气十足，特别有感染力。杨老师原来是手术室护士长，后担任院感科科长已经10余年，是我市备受大家尊敬的专家。

初次见面，我有些紧张，杨老师面带微笑，

用深沉又略微上扬的语气对我说："我最喜欢和年轻人交朋友，很高兴认识你！"我连忙点头感谢，就这样懵懵懂懂地踏进了院感科的门。杨老师向我一一介绍了科里其他老师，都是四五十岁的女老师，大家很欢迎我这位 80 后小同事，我也很快地融入这个集体中。开始工作后，我发现老师们都是从临床转岗来到院感科做管理工作的，有临床工作基础，而我这个刚刚毕业的医学生，虽然学了 8 年医学，但对院感防控的具体工作流程却并不掌握，看来还需要很长时间去学习和领会。杨老师和大家循循善诱、悉心指导，为我抽丝剥茧地讲解。

从秋冬到春夏，杨老师和同事们带着我走遍了医院的每一个科室、每一个角落。渐渐地，我对"院感"工作有了初步认识，它的全称是医院感染管理，虽是一门新兴的学科，但在中国却已有 30 年发展历程。"院感人"是我们对从事医院感染管理同仁的亲切称呼，是以守护患者医疗安全和医务人员职业安全为己任。院感要做好，要依靠院感人的高度责任感和专业性，也同样依赖广大临床医务人员的支持。还记得当初主任批准我可以独立开展督导工作时，我的内心既激动又彷徨，担心如果工作开展不顺利该怎么办。在后来的实践中我发现，时而出现的"挑战"，会成为我学习的动力，只有自己明白管理的意义和目标，才能取得临床医务人员的信任和支持，继而才能去追求更高质量的管理。

记得有一位中年护士长，她在医院资历较深，护理工作一流，但时而表现出对院感工作的不理解和她咄咄逼人的气场，使我起初总想尽量避免与她"正面交锋"。有一次督导时，我发现一位小护士的手指缠着创可贴，出于职业敏感，我追问小护士原因。小护士压低声音告诉我，是在清理治疗盘时被别人没及时丢弃的空针划伤的。正当我要深入询问时，护士长径直走过来，没有理会我，而是斥责小护士太笨了，小护士委屈地哭了。当时有些怯懦的性格让我犹豫了片刻，但我同时意识到自己必须尽到的职责，要让护士长明白院感管理的意义。我赶紧追问伤口情况、空针类型、应急处理的过程是否规范，护士长见状，立即查找可能是哪位患者用过的空针，我们一同了解病区里是否有血源性传播疾病感染者，最终评估小护士暴露风险较低，随即为其制订了随访计划。分析这次发生职业暴露的原因，主要是前面的工作人员没有及时、正确地处置医疗废物而造成后面的工作人员的职业暴露。因此，我向护士长建议要尽快开展一次针对性培训，以避免此类问题再次发生。患者安全必须保障，医护人员职业安全我们也必须守护。经过深入交谈，护士长和我取得共识，发现问题不是目的，及时解决问题、避免问题再次发生才是院感督导的重要意义。护士长诚挚地对我说："以后免不了有问题还要讨论，很高兴认识你！"

　　在日常开展各项工作时，在处理应急事件时，都不乏激烈的辩论，大家各抒己见，在辩论中得到启发，互相取长补短，最终彼此理解、成就，一同成长。

近年来，我发现院感管理不仅仅在医院内受到重视，医学院校的师生也会主动了解院感相关知识。这里，又要提到一位杨老师，她是我大学的同窗，是一位做事严谨周到的山东人。目前，她在医学院做护理教学兼行政管理，作为我的好友，她一直特别关注医院感染管理的发展，始终认为在医学教育中，医院感染管理应是重要的一课，应该为在校的医学生上好这门课。她已经将院感管理的关键点揉进护理学基础操作教学中，手卫生何时做、如何做，医疗废物如何分类收集，发生职业暴露如何处理和报告，让学生们在校园里就学到这些知识。

5年前的一天，她严肃认真地向我发出邀请，希望我作为来自医院的院感专职人员为即将进入实习期的学生们讲授最实用的院感知识，以保证学生们可以"安全"地进入实习阶段。我毫不犹豫答应了。就这样，一连几年在每届学生进入临床实习前，我都会来到这所学校，结合医院场景、结合操作实例讲授院感知识，课后还会把课件分享给学生们。其实台下听课的不只有学生，还有教师们，连系主任也从不缺席。后来我得知，有很多老师都在教学中增加了相关的院感知识，也有人借用了我的讲课内容，让我特别欣慰。每次见到这些纯真好学的学生和严谨治学的教师，我心里都在说："很高兴认识你！"

时间过得飞快，院感经历了很多变化。讲了多年的院感，现在改用感控来描述更加恰当。感控人队伍在不断壮大，人人都是感控的实践者。尤其是自新冠肺炎疫情暴发以来，全国上下团结一心阻击疫情，重视传染病防控的程度前所未有，"戴口罩、手卫生、少聚集、多通风"成了大众人人掌握的口诀，感染防控已深入人心。

不经意间，我所在的部门也在发生着变化。科室变处室，人员结构优化，新老更迭、男生加入，专业也呈现多样化。近期我们就迎来了90后的小同事，为这个集体增添了很多朝气。每次结识新面孔，我都会真诚地对新同事说："很高兴认识你！"

（白　雪）

栉风沐雨话感控，
凝心聚力铸辉煌

时光荏苒，岁月如梭，转眼间我已经工作 14 年了。从一名感控小白蜕变为感控科负责人，我的成长经历也从某个角度见证了我国感控事业的飞速发展与变革。

时间回到 2008 年，研究生毕业进入医院工作，年轻气盛的我一心想着要将学到的知识尽快运用到工作中去，发挥自己公共卫生专业特长，但是上班后我却发现，工作的内容与所学知识相距甚远。那时我所在的医院还是一所二级甲等医院，医院科室设置也不太健全，根据我的专业，领导把我分配到预防保健科（感控科前身）工作。刚入科，我就被预防保健科的业务范围惊呆了。依稀记得老科长带着我手工翻病历查院感漏报，指导临床消毒隔离，提醒临床做好职业防护并进行暴露监测，报告传染病和死亡病例，深入科室做健康教育，管理医疗废物和危险废物，培训保洁人员，登记计划生育手册，甚至还要主抓全院除四害的工作。过于庞杂的职责范畴导致科室特点十分模糊，再加上当年医务人员院感防控意识不强，所以医院并不重视我们科室，人员也就只有科长和我两个人，在大家眼里，我们科室可以说毫无存在感。我曾感觉自己就像个杂务工，工作毫无挑战性，对自己未来的发展也一度失去信心。

是什么支持我一步一步走下去的呢？我觉得是感控人不服输的特质和打破砂锅问到底的精神。虽然日常工作繁杂，但是遇到问题搞不清楚绝不放手！记得那个时候，我最害怕的就是卫生监督所来检查，因为查出问题是要罚款的，但也正是这一次次的检查让我摸到了工作的脉络。因为处罚单上会写明依据某某法规第几条进行了处罚，而我却对这些法规并不熟悉。于是，我开始挨个去检索罚单上的法规，经仔细研读后，我发现原来多数感控工作都有对应的规范要求，可以说我最初的感控知识就是从缴罚款中学出来的。掌握院感各项法律法规是开展工作的理论基础，也是作为院感人必备的基本素养。但是监督检查的指导内容毕竟有限，而且当时职能科室出去学习的机会很少，导致在理解国家发布的许多感控标准和规范时常常很是吃力。我明显感觉自己掌握的感控知识不够系统，对很多规范

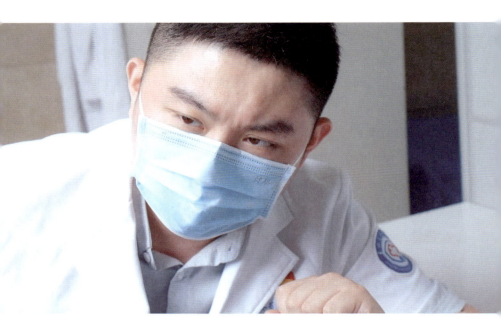

制定的背景、意义等不够了解，执行的时候也抓不住重点。

　　直到 2009 年 4 月，国家卫生部颁布了关于医务人员手卫生、医院隔离技术、医院感染监测及医院消毒供应中心管理等6 个技术标准。借此契机，经申请后，同年 7 月我非常有幸地参加了在哈尔滨举行的宣贯会议，这是我第一次走出医院大门参加感控会议，现在回忆起来，自己就像步入了一个世外桃源。会议上的内容给了我很大冲击，我第一次切身了解到其他医院的感控工作是如何开展的，国家对感控的下一步规划又是什么方向。我像个饥渴的孩子一样认真聆听着专家们的授课，仔细地做着记录。专家们的授课让我们基层感控人醍醐灌顶，茅塞顿开。使我感慨感控工作的天地是那么的广阔，而我所掌握的知识是那么的匮乏。也正是这次培训让我深刻领悟到感控工作的重要性，也坚定了我要继续做感控人的决心。

2009年的这次培训简直就像一场及时雨，同年我所在的医院决定建设新综合大楼，却没有将消毒供应中心纳入其中。这可急坏了刚参加完培训回来的消毒供应中心护士长和感控科长，她们两人轮番找领导汇报，以消毒供应中心3个规范为依据，摆事实、讲隐患、谈安全，历经几个月坚持不懈的努力，终于获得医院认同，并改变了大楼的建筑规划，设立独立规范的消毒供应中心，并与手术室进行一体化建设。我们感控科、手术室、消毒供应中心依据规范，对建筑图纸中的每个细节进行反复的审核修改，最终建成了符合规范的消毒供应中心与手术室。现在回想起来，当时这个决定是多么的正确；这也是我所在的医院感控发展史上的里程碑事件，为医院后来晋升三级医院奠定了坚实的基础。通过这次实战，我扎实地掌握了规范的全部内容，并且将整个建筑布局深深地印在了我的脑海里，时至今日，我不用到供应室和手术室也能明确地说出各个房间的布局与物品摆放。

我所在的医院感控方面的另一个里程碑式事件就是手卫生设施的更新，重点部门全部采用了非手触式水龙头并配备洗手液、手消液。曾经大部分医院的手卫生设施都是一个洗手盆、一块肥皂和一条反复使用的毛巾。随着《医务人员手卫生规范》的发布，手卫生的重要性得到了确立。但是说起来容易做起来难，大家早已习惯了用肥皂洗手，而且肥皂价格便宜，不占科室支出。后来，医院强制将肥皂换成了洗手液，但问题又来了：大家洗完手舍不得用擦手纸，白大衣就成了最常用的擦手工具。这可怎么办？我们感控人还有一种精神叫不气馁，经过我们年复一年的组织培训、宣传、督导活动，同时使用张贴海报及标语等多种宣传方式，才让医务人员手卫生意识逐渐发生转变。现在感控科考核手卫生知识时几乎人人都能说出"两前三后""内、外、夹、弓、大、立、腕"的口诀，随着大家逐渐理解手卫生在预防医院感染中的重要作用，规范进行手卫生已经成了一项自觉的行为。

众所周知，有效执行手卫生可预防院感、有效降低医院感染发病率。提到院感发病率，现在的院感监测可比过去规范多了。这要感谢吴安华教授牵头制定的《医院感染监测规范》，明确了监测的各项管理要求，统一了监测指标。而且现在引入信息化手段，我们终于不用再手工翻阅病例，大大提高了工作效率，实现了由既往的回顾性监测向前瞻性监测迈进。院感监测关口前移，实现了监测的科学化、规范化、精准化，这是院感监测史上一个历史性改变！

随着时代的进步，在院感控工作逐步推进的同时，网络上出现了许多感控方面的专业论坛。各个省区市也都建立了感控管理组织，这对普及院感知识、推动院感实践起到了重要作用。现在回想起来，我只要开会有机会提问的话，我是一定要问上一问。为了掌握更多的感控知识，我注册了不知道多少个论坛，发布了一条又一条疑问的帖子，也收到很多来自感控同行们细心的回复，在这里我要由衷感谢兄弟医院的感控老师们为我答疑解惑，给我支持和鼓励，让我有勇气将感控工作继续坚持下去。

我只是无数感控人中一个小小的缩影，但我们感控人就像拓荒牛、老黄牛，不待扬鞭自奋蹄。相信在各位感控专家殷切指导和我们基层感控人不断努力下，医院感染防控会被越来越多的人所理解，也会得到越来越多的重视，感控事业一定会蒸蒸日上。同时，医院感染防控也会成为一个独立的学科，将有更多接受过专业培养的院感人投入到感控事业中来！未来的感控工作将不只是医师、护士和感控人的工作，还依赖于患者和家属，甚至是任何一个普通人的参与。我大胆地幻想，感控有一天会成为一种全民的健康素养，真正地实现"人人都是感控实践者"的理念！

30多年的风雨历程，一代又一代的前辈们为感控事业奉献了自己的智慧、青春与汗水，奠定了感控事业发展的基石，更是鞭策我们年轻一代感控人，不忘初心、牢记使命、坚定理想、砥砺奋进。真可谓"雄关漫道真如铁，而今迈步从头越；栉风沐雨话感控，排艰历险勇登峰。"

作为新一代的感控人，我愿为中国感控事业奉献我的青春，燃烧我的激情。我愿为中国感控事业抛洒我的热血，坚守神圣的职责。让我们勠力同心，迎难而上，铸就新的辉煌！

（张　俏　熊蔚蔚）

用青春做你们的
感控战士

2020 年是不平凡的一年，从这一年起，大家见面时多了一层"约束"——口罩；从这一年起，大家似乎已习惯了测核酸、扫行程码等之前觉得陌生的行为。

曾经常常被人们调侃的 90 后们，经过这几年的洗礼，我们是真的长大了。不止是 90 后，甚至 00 后们也开始逐渐扛起肩膀上的责任，那些曾经被父母、长辈呵护着的孩子们，如今都在用自己的实际行动守卫着我们所热爱的国家。

说到全民抗疫，在我的记忆里还是幼时曾经历的非典。回忆起来，是我几个月都不能见到身为护士的妈妈，是每天上学都要带着体温计的日子。我曾问妈妈，回想 2003 年的那场非典，她第一个想到的是什么。妈妈停顿了一下，认真思索后，她说自己仿佛还能闻到医院走廊里扑面而来的消毒水味，还能听到我在电话里奶声奶气地问她什么时候回家，说很想她。听到这个回答，仿佛那些画面也一幕幕在我脑海中重现。

当我成为和妈妈一样的白衣天使时，我真正地感受到这件白大衣的分量，也同时意识到自己肩膀上的责任。我很幸运，刚刚踏入临床时就遇到了我的引路人——袁老师。袁老师是手术室的感控护士，在这个岗位上，她已经坚守了 6 年。

2018 年，我与袁老师搭班一起配合手术，刚刚踏入临床的我，对感染控制知之甚少。接触患者前后，没有立即手卫生，到处触摸无菌物品，甚至当我觉得眼睛不舒服时，还随手揉擦自己的眼睛。袁老师看到后，耐心地教导我手卫生的 5 个时刻和注意事项。我那时心里想："手卫生？多么老生常谈的话题啊。"也觉得袁老师把事情说得严重了。但袁老师却和我说："手卫生是最重要的一道防线，它是控制医院感染最简单和最经济的方法，只有时时刻刻牢记，才能守护患者与医护人员自身的安全。"并严肃地讲述了一些因为不注重手卫生而发生的患者之间交叉感染的案例。那一刻，我觉得袁老师的眼睛里有着不一样的光芒。或许是身为感控护士的使命感，她不仅加强自己的感控观念，也时刻谨记着要督促身边的人。在袁老师科室轮转的那个月，每天手术结束后，袁老师都会带着我认真地进行术后清洁、整理，她戴着腰带，弯着腰擦拭回风口的形象深深地烙在我的脑海中，她一点一滴地影响着我在未来工作中的感控观念。

就在即将结束手术间轮转的最后一天，我在预处理手术器械时徒手卸载手术刀片，一阵刺痛后血流不止。我疼得眼泪在眼睛里直打转，捏住手指不知该如何是好。袁老师立即暂停手中的工作，快速拉着我奔向洗手池，一边指导我在伤口旁由近心端向远心端轻轻挤压，一边轻声安慰我不要怕疼。在正确挤压、冲洗后，又用碘伏消毒液持续边挤压边冲洗。随即，麻醉

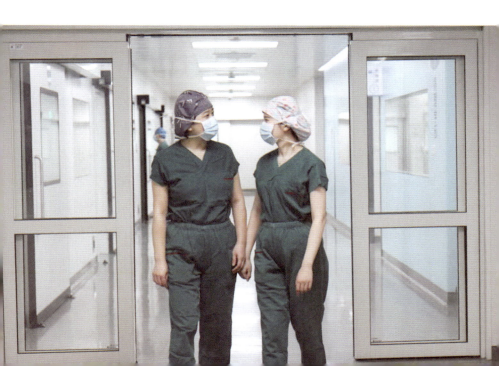

老师也帮我查询患者的输血前 8 项，好在没有大碍。袁老师语重心长地对我说："正确、规范地处置、传递锐器，可以有效地规避锐器伤的发生。预防是最节省成本的方法，当我们可以用心做到预防事件发生，就不用再经历这样的害怕和不安。"我郑重地点了点头，将老师的话记在了心里。

第 2 天，袁老师为刚进临床的我们讲授了《医务人员职业风险与职业暴露》的课程，医务人员在医院感染和社会感染性疾病的双重危险下，如果他们发生了疾病，则存在将疾病传播给患者和其他人员的危险。我的亲身经历也使我了解到锐器伤的风险，以及在面对突发事件时该沉着冷静地规范处理伤口。从那时起，感控的种子悄悄地在我心里生根、萌芽。当我可以带教实习同学时，我也会耐心地和她们讲述手卫生的重要性、锐器的正确处置方式，就像当时袁老师教我的一样。我们都在用自己的力量传递着感控人的理念。

2020 年新冠肺炎疫情来袭，我们都积极、踊跃地报名参加支援，无论是在抗疫一线，还是在核酸采集点、发热门诊，我们都在用自己的力量抗击疫情。当支援前线的名单出来时，大家都为之动容，像袁老师这样上有老下有小的老师们，全都无畏地冲在了前面。就在支援车即将出发时，我看到小朋友拉着妈妈的手依依不舍、小声啜泣，更有老师为了怕家里担心，甚至在出发前一刻，才和妻子报备，那故作轻松的样子让人心疼。我的眼泪在眼眶里打转，内心像是涌动着无限的情绪，久久不能平复。

　　正是像袁老师这样一批又一批感控人的无私奉献，牺牲自己陪伴家人、陪伴孩子的时间，做着一件又一件平凡而伟大的事。他们就像守卫感控的战士，用青春筑起了保卫生命安全的一道墙！我们要像他们一样，守初心、担使命、扛责任，用自己的实际行动展现着医务工作者的温度和力量！

　　我想，正是有着你们、我们、他们，这一代代的感控人，才能在不断的反思求索中携手并进，风雪与共！希望我们这一代青年人，作为医护人员，能够积极勇敢地投身于感控队伍中。

　　我们是什么，我们是星火，日日夜夜，星火永不坠落；我们是什么，我们是星火，星星之火，可以燎原！

（秦华翊　曹恒畅）

边境线上的
"防护"卫士

　　我的家乡位于祖国的西北边陲，守护着祖国270多公里长的边境线。2020年初的寒冬，守护边境线的我们，在面对新冠肺炎疫情防控"外防输入，内防输出"的巨大压力下，我们每一个院感人都表现出了勇挑重担、不畏生死的情怀。国门能不能守好，关系到身后14亿人是否能够岁月静好。

　　有一位老感控人，她在工作中细致、严谨，同事们都叫她"马判官"；她在生活中亲切、和蔼，朋友们又称她"马大娘"。36年的职业生涯中，她用扎实的专业感控知识守护着祖国中哈边境线上一座小城的平安，但却在临近职业生涯终点时，发生了让她深深愧疚的事情。

2020 年春节前夕，新冠肺炎疫情来袭的消息传来，在潜意识里，她已经做好要打场硬仗的准备，于是她把"家"搬到了办公室。2003 年在抗击非典之后，我们每年都进行疫情防控演练，面对新型冠状病毒的传播，面对确诊、密接、疑似病例的持续增加，她白天在医院工作，晚上还要奔赴不同的"战场"。全师 12 所医院，最远的一所医院来回就要 200 多公里的路程。晚上 8 点从师医院出发，从一个团场到下一个团场，第 2 天 10 点前再赶回医院参加发热患者研判会，这就是她一天时间的安排。路途中原本是可以休息会儿，可车辆却成了她的临时办公场所，画图纸、不停回复着各种前来咨询的电话，十几个小时不吃不喝已经成为常态，最长的一次她两天两夜没有合眼。

她随身的手提袋内除了资料、文件，还有治疗梅尼埃病的药物。丈夫担心她，怕她累倒了，便打电话跟她说："你也是快退休的人了，注意点身体，可别倒下了。"她却半开玩笑地轻松回答："扛着，如果倒了就倒了吧"。其实，最怕自己倒下去的人是她自己。她担心如果自己倒下了，这些等着处理的问题怎么办？奋战在一线的"战士们"又该怎么办？……

她 80 多岁的老母亲独自在家，老母亲身体不好，患有高血压、糖尿病、帕金森病，行动不便，手抖得厉害，日常吃饭都成问题。平时一有时间，她就会去陪伴老母亲，但这次在两个多月的时间里，她却只和母亲见了一次面，还是在社区人员的帮助下，隔着医院的栅栏门说了几句话。老母亲常常打电话问她："你去哪了呀？"

持续了 46 天的艰苦鏖战，我们这座小城终于解封了，带着这分喜悦，她拖着行李高兴地回到家中，却发现自己的母亲已不能正常行走。血糖高、腿疼、皮肤颜色发生变化，还没来得及让她细想，后续的大量工作又接踵而至，她只能把陪母亲看病的事情交代给家人。最终，她的母亲被确诊为下肢动脉血栓，大量的栓子聚集在下肢的血管中。因为耽误的时间太长，唯一的办法就是截肢，只有这样才能保住母亲的生命。摸着母亲已经变得青紫的腿，她跪在母亲床边一遍遍地说着："妈，对不起……"老人因为重度感染高热不退、意识不清，多项检查结果都达到危急值，经过全院大会诊，连夜进行了截肢手术，仅保留了大腿下方约 10 厘米的长度。手术后，老人的意识时好时坏，在医院住了近 2 个月才逐渐好转，她怕母亲无法接受现实，可老母亲却豁达地对她说："我都 80 多岁了，也该享享福了，以后要你们伺候我了。"

我曾问马老师："您后悔吗？"

她说："我妈的腿是我这辈子最大的愧疚，我的母亲也是医院的退休职工，在当时那种紧急的时候，如果我选择回到家中照顾她，她一定不会同意的，她有她们那代人特有的情怀。"

　　老一辈感控人用责任和岁月履行着自己的使命，我们新一代感控人也将传承他们的精神，带着这份坚守，守护身后960万平方公里的平安。

（邱慧娟）

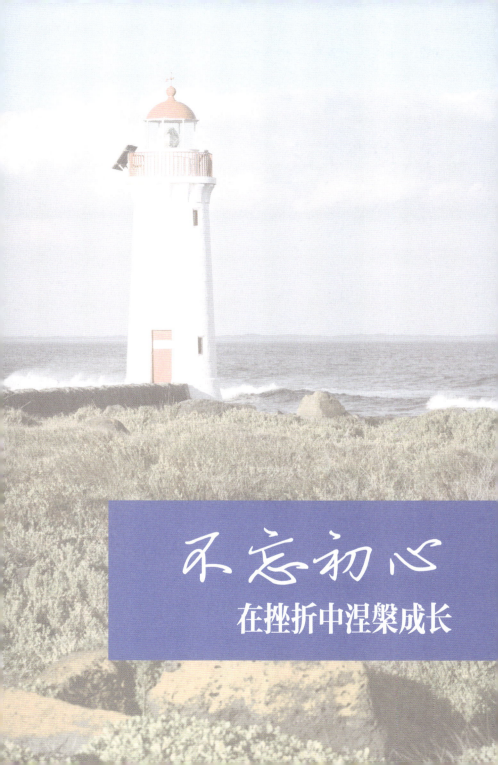

不忘初心
在挫折中涅槃成长

Ta 改变了我

我曾经是一名普通护士，在参加工作 8 年后，晋升为护士长。在繁忙的临床工作中，我们在紧张工作的同时还要经常接受院感科的各种质量检查，如口罩佩戴、无菌包有效期、消毒用品规范使用等，事无巨细。私底下，大家少不了抱怨："这么多工作都干不过来，哪儿还有时间管这些？'那时的我也觉得感控要求着实有些刻板，太过较真儿。

2009 年，我加入援助也门医疗队，在那里的工作经历改变了我对感控工作的看法。

我们援助的是当地一个特别穷困的地区，生活和医疗环境都非常艰苦，手术室更是简陋。敷料大把抓，手术医师戴着手套去调无影灯，进入手术室不换衣服、不换鞋，这些都是常事……种种违规操作颠覆了我对院感工作的认知底线。不注重院感防控，必然导致很多患者因此无辜受难。我觉得我的使命来了，我开始试着给当地医务人员做培训，也试着帮助他们制订院感工作制度。没想到这样的工作让我对感控产生了浓厚的兴趣，同时也让我看到了自身及感控工作的价值所在。

回国后，我毫不犹豫地加入院感团队。当我来到医院感染科才知道，不管以前你是什么人，到这里都是新人。要想做好院感工作，必须知道院感工作的根本。我浏览了院感 30 多年的发展史，其中一桩桩、一件件感染暴发事件让我不寒而栗。因手术器械消毒不规范导致手术切口感染，因违规操作导致患者感染艾滋病，因不遵守操作规程导致患者透析过程感染丙型肝炎病毒……这些惨痛的教训都是医院、家庭、社会所不能更不该承受的。做好院感工作不仅是保护同事，更是保护患者。不管你是医师还是护士，在院感这里都要心态空杯、技能归零，踏踏实实地从头学起。

但是，说起来容易做起来难啊！面对感控浩如烟海的知识，就像面对一个需要你数清楚沙粒的沙漠，那种压力可想而知。在我们科室里存放着一本《感染管理文件汇编》，共有600 多页，同事们亲切地称它为"大宝天天见"，而它每日被翻阅的频次就是院感人日常忙碌工作的真实写照。翻旧了、翻乱了，就把它修整好；断页了，就把它重新粘贴好；有一次中间开裂了，同事就送到总务科用很大的订书器把它装订结实。它是科室同事们的良师益友，一直在伴随我们学习、了解、掌握相关法律法规、行业标准和重要文件，我们就是用这些知识来指导临床工作，把感染风险降到最低。大家因学习而废寝忘食，因学习而绞尽脑汁，因找不到解决的方法而焦虑不安。但是既然选择了这个专业，就要不惧风雨！因为我们知道感控工作始终在路上。

在科室里，我负责环境卫生监测工作，为了做到规范的采样、监测，我拿着书本一个字一个字地研究。遇到专业性比较强的、百思不得其解的问题，为了制定标准，特别邀请疾病预防控制中心的老师和微生物室的专家在一起探讨、研究，最终把监测工作做对、做细、做实。每次一点点的进步都使我有莫大的成就感，虽然辛苦，却很充实、愉快。

在我们医院，共有 1 228 张病床，而院感科却只有 3 个人。这种悬殊的对比就像堂吉诃德手执长矛冲向巨大的风车。看来，光我们懂还不够，人人都要对感控负责。因此，培训是感控工作的重中之重。培训工作曾经是大家最头疼的事，人员出勤率低，受训人员态度敷衍，听课效果不好，往往只能靠发学分来激励，治标不治本。同事们开始集思广益调动大家的积极性，及时传达各种感染事件以触动大家的心灵，提高大家的认识。更是设置有奖问答、知识轮讲、感控知识来找茬等多种多样的活动带动大家学习，以达到完美的培训效果。

在科室同事这种学习劲头的带动下，我逐渐熟悉这个专业，也融入这个专业，更融入这个积极向上的集体。我突然感悟，不懈地学习就是我在这个行业中快速成长的唯一途径。

2020年初，突如其来的新冠肺炎疫情在武汉暴发，大敌当前，我们责无旁贷！我院先后有9名医护人员驰援武汉，在远隔千里的武汉雷神山医院，我院护士长董丽在日记中写道："接诊的第1天，当我的'战友'换上防护服，我亲自写上他们的名字，写上'营口市中心医院，加油'的时候，才发现自己的泪水已经忍不住流下。我反复叮嘱大家'一定做好防护，一定注意安全！'目送一个个坚定的背影义无反顾地走进隔离病房……"在战场的重要关卡都有我们院感人的身影，他们的叮嘱、唠叨是最美的声音，是最关切的语言，是最坚实的铠甲。

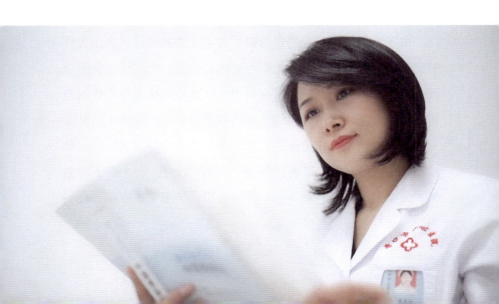

虽然在后方的我们没有像援鄂的兄弟姐妹们那样去雷神山直面疫情，但"外防输入、内防反弹"的形势同样严峻。按照上级要求，我们重新改建了发热门诊。由于是原地改建，空间有限，布局设计遇到很大的困难，相关科室同事天天守在施工现场，细心琢磨每一个环节，规避每一处风险。两个月的时间，2 000多平方米规范的发热门诊建成了，打造出符合要求的三区两通道，独立留观室15个。为确保工作顺畅、安全、有序，又对各个岗位的人员分别进行了培训。我们深深懂得，只有感控制度扎实落地，新冠肺炎疫情防控才能更给力；只有我们的院感人更具有实力，医务人员和患者才能更有保障。

疫情期间，我院医护人员零感染；辽宁援鄂医疗队队员2 054人零感染。这场斗争取得了重大战略胜利，是国家政府积极应对的盛放，是医疗技术水平蓬勃发展的盛放，更是医院感染防控科学实施的盛放。

由于工作繁忙，我们常忽略了对家人的照顾。科室伍主任的父亲每个月都要化疗，她都不能陪在身边；宋主任的父亲放置心脏起搏器，他也没有陪在身边；负责传染病防控工作的范姐，她的父亲在疫情期间病情逐渐加重，永远地离开了。父女一场 一世情缘，作为医务人员，在父亲生命的最后阶段，却没有拿出更多的时间来照顾他、陪伴他，留下一辈子的遗憾。父亲走时，范姐在灵前不停地磕头，请求父亲原谅，在场的同事也抱成一团，痛哭流涕。

　　我们感控人培过敬业之土，施过钻研之肥，浇过奉献之水，更沐浴过真情之光。每个人、每件事都感染着我，感动着我，激励着我，使我不断改变，不断进步。

（魏艳红）

不忘初心，
无问西东

　　2018 年，一部叫《无问西东》的电影让我印象深刻，4 个不同时期的人物，都坚守着各自的情怀和正义，为了国家、民族，为了自己的理想，无畏而坚持。里面有句台词我至今印象深刻："如果提前了解了你所要面对的人生，你是否还会有勇气前来？"这让我也不禁自问："如果我提前了解所要面对的医院感控工作，我是否还会有勇气前来？"

　　我是一名"医二代"，我的父亲就是一名医师，我在医院大院里长大，对医院既熟悉又向往，对医务工作者更充满了敬仰之情，我也想像父亲那样，为人民的生命健康贡献自己的力量，所以填报高考志愿时，我毅然决然地填写了医科大学。

2014年，我毕业后来到哈尔滨医科大学附属第一医院感染监控科，初到这里时，我并不知医院感染究竟是做什么的，我们虽然也身穿白大衣，却不能像医师、护士那样救死扶伤、奉献爱心。与惊天动地的临床工作相比，我们所从事的工作常让人觉得平凡琐碎、枯燥乏味，开展一些工作时，临床医护人员还会表现出不理解和不配合。那时的我也曾迷失方向，这样的工作怎么能实现我心中远大的理想和抱负呢？

直到2014年，埃博拉病毒疫情在西非暴发，我国政府第一时间向西非伸出援手，派出医务工作者前往支援，其中就有我院的一支医疗队。接到通知后，我院就开始积极地准备，我所在的感染监控科负责为医疗队医师进行培训和物资准备。医疗队的医师对我们说："虽然我们掌握一些个人防护知识，但是对于埃博拉病毒的防控措施还是不够了解，也没有实战经验，我们应该如何在帮助他人的过程中保护好自己呢？"

想要保证他们的生命安全，就必须严格执行感染预防与控制措施，于是我们搜集了大量的资料，并总结过往经验，对医疗队员进行了埃博拉病毒及当地常见传染病知识的培训，内容包括医院内感染控制、个人防护用品穿脱流程、手卫生等，还为他们认真筛选出符合当地情况的个人防护用品和药品，让医疗队的每一个人都做到心中有数，可以信心满满地赶赴西非。

最后，我院医疗队圆满完成了支援任务，安全归来。归来后，两位医疗队医师特地来到感染监控科，诚恳地对我们说：
"感谢你们的精心准备，让我们对战胜埃博拉病毒充满了信
心，你们就是我们最坚强的后盾。"他们的话令我印象深刻并
且深受鼓舞，我第一次体会到我们的工作不仅仅是守卫健
康，更是守护生命！让我对所从事的医院感控事业充满敬畏之
情，更坚定我继续前行的信心。

在接下来的几年里，我慢慢接触到更多的感控工作，也进
一步感受到感控工作的重要性，大到医院的布局、诊疗流
程，小到显微镜下才可见的多重耐药菌，医院感染防控已经融

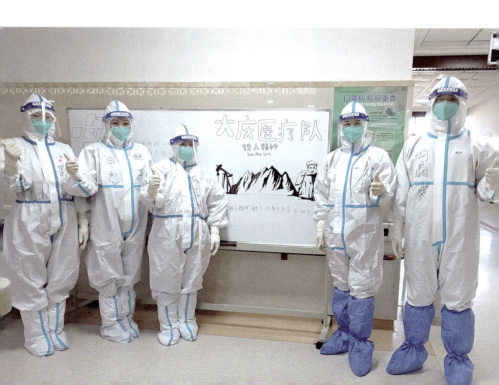

入医疗工作的每一个环节。近年来，国内外院感相关的恶性事件时有发生，这些事件严重威胁到人民生命健康、损害人民利益，国家也越来越重视医院感染的防控工作。而想要做好这个工作，除了要具备基本的能力和经验之外，最重要的就是要有一颗不畏艰难、不断前行的初心！

2020 年初，新冠肺炎疫情暴发，作为疫情防控的排头兵，感控人冲锋在抗疫一线，同事们有的驰援武汉，有的支援绥芬河。同时，我院的分院区作为省新冠肺炎疫情救治中心，承担了黑龙江省新冠肺炎重症患者的救治工作。同事们征战四方，而我则负责留在医院的主院区坚守大后方。制定制度、改造布局、培训、指导，每天都要忙碌到深夜。而这些都不是最艰难的，最艰难的是医护人员的不理解。

由于疫情初期大家对自身安全的担心，都非常焦虑和紧张，感染监控科除了为他们解答疑虑外，还需要用专业的知识来安慰他们。有一次，一位主任医师将不满情绪发泄到我的身上，因为当时连日的疲惫委屈，我不争气地哭了。远在他乡支援的领导知道后打电话安慰我，告诉我没有做错，但可以做得更好，即使再多人感到迷茫和焦虑，感控人也绝不能放弃和认输，因为我们守护的是所有患者和医护人员的安全。

原则和规定是冰冷的，但感控人的心是热的。一次在缓冲区里，一位护士因为第一次进污染区很紧张，我耐心帮助、指导她穿好防护服，她忽然转过头说："有你们在，我就觉得很安全，有你们可真好！"我瞬间热泪盈眶，无论什么惊天动地的表扬喝彩，都不及她的这句话更让我觉得我所做的工作是多么有意义！

2021年，黑龙江省两次出现新冠肺炎疫情，省疫情防控指挥部做出统一部署，先后集结了全省1 200余名医护人员，我作为新冠肺炎疫情救治中心的感控专职人员，再次与他们共同奋战在一线60多个日夜，改造病房、连夜制定制度预案、没日没夜地对医务人员进行培训考核、到污染区去监督检查，在隔离酒店度过了难忘的除夕和国庆节。在我们的共同努力下，我们筑牢了这条守卫全省3 800万人民的生命防线，圆满完成新冠肺炎疫情救治任务，向全省人民交了一份满意的答卷。

许多人认为我们的工作很轻松，也有人认为感染监控跟临床相比并不重要，更有医务人员认为我们的工作就是在小事上给大家找麻烦，而我们自己知道，感控无小事，每一项工作都关系着患者和医护人员的安全，我们也从没有忘记我们当初选择学医的那份初心，更没有忘记当初那神圣的誓言：健康所系，性命相托。我们只是换了一种方式，用我们自己的坚持和信仰，去保证医疗安全、守护生命健康！

经过疫情的洗礼，通过向感控专家们的学习，我也逐渐成长起来，我明白，想做好感控工作要坚守原则和底线，同时也要有温度，对医护人员要做好沟通并给予关怀。而我也突然觉得自己有了铠甲，当我们知道自己的目标和坚守的意义，当我们心中有了情怀，我们就有了方向。我国感控专家李六亿教授提出，感控的核心价值是利患、利医、利院、利国。感控人始终坚持从利他出发，不断地提升感控能力，志之所趋，无远弗届，只问初心，无问西东，感控人须继续坚守，迎接中国平安感控的春天。

（关　心）

平凡中成长，
砥砺中前行

　　我是一名普通的感控医师，7 年的职业生涯平淡又忙碌，可有这样一件事令我难以释怀，它使我重新审视了我的职业，深刻领悟到这份工作所承载的责任。他是我的师长，为人谦和、兢兢业业、医术精湛，在平凡的岗位上创造了不平凡的业绩。

　　那是一个周末的午后，他难得抽出时间去陪伴家人，孩子银铃般的笑声抚慰了他心中对孩子的亏欠。就在一家人享受这温馨时光时，意外突然发生了，劳累过度的他倒下了！妻子惊慌失措地呼喊着他的名字，孩子号啕大哭。急救车将他送往医院，经初诊，考虑脑出血，被送进了重症监护室。重症监护室内，同事们奋力抢救，气管插管、心电监护、建立静脉通道这些他平时常用的医疗手段，今天却都用在了他自己的身上。看到门外等待的家属焦急而无措，孩子懵懂而惶恐，同事们的心情既沉重又复杂。

争分夺秒的救治将他从生死线上拉了回来，虽然生命体征暂时平稳，但仍需依靠呼吸机辅助呼吸。师长的家人殷切盼望着他出院的那一天。可是，感染的噩耗逆转了原有的轨迹，发生呼吸机相关性肺炎、检出多重耐药菌，使危重的病情雪上加霜。尽管大家竭尽全力，却已是无力回天，最终，我的好师长永远地离开了。两鬓斑白的二老痛失爱子，年幼的孩子哭喊着爸爸……

师长的离去，让我总在想，如果我们足够重视医院感染，是不是呼吸机相关性肺炎防控措施就会落实到位？如果防控措施落实到位了，是不是就不会发生医院感染？如果没有发生医院感染，此刻的师长一定依旧在手术台上忙碌着，会在下班回家后，拖着疲惫的身体走到卧室悄悄看一眼熟睡的孩子。虽然我们感控医师不能像临床医师一样救治患者，但感控工作是质量、是安全，医院零感染是我们的目标，医院感染零容忍是我们的决心。

我的内心也经历过无数次的迷茫、彷徨、委屈，我自认为是穿梭在临床各病区的"超人"，一遍遍地督导、落实，一次次地沟通、反馈。手卫生依从率是否上升、无菌操作合格率是否提高，床头抬高、口腔护理、最大化无菌屏障等多项措施是否落实，琐碎的工作和重复的沟通督导，是否真的有效？临床医护人员是否都能配合？感控人边缘化的职业体验和不被理解的工作处境，也许是每个感控医师新手的真实写照。

还记得当年学习医学的初心吗？为什么选择这份职业？如果切身感受到了院内感染造成的后果呢？是否作为感控医师，我的身上真正肩负的是维护人们身体健康与生命安全的使命？我想那一定是的！

作为院感人，要从目前工作现状中认真检视、深刻反思，知感控之重，树底线，明责任。从计划、执行、检查、处理的管理模式中寻找思路，把问题找实、把根源挖深，采取措施，解决问题。行能及之事，突重点，抓落实。知行合一，既定的目标才不会走偏，期盼的效果才不会落空！我们的工作涉及诊疗活动全过程、全要素、全环节，当头顶健康安全的利剑时，我们不能存有侥幸懈怠之心，需要始终保持警醒警觉。加强全员培训，全面提高感控能力水平；重视手卫生，落实感控基础工作内容；践行防控措施，提高防控力度；倡导标准预防，做好职业防护；主动监测和评估，督促要求有效落实。只有这样，我们才能说健康所系，性命相托；只有这样，我们才能说我们是守护患者健康与安全的白衣哨兵。

为担起这份沉甸甸的责任，面对浩瀚的多学科知识体系，需要保持积极的学习态度和严谨的专业素养。精雕细琢始得玉，我深知自身知识储备的欠缺，要通过学规范、研标准、查文献，不断地积累；千锤百炼方成钢，我深知打铁必须自身硬，通过转变思维模式，提升创新能力，提高工作效率，不断地磨炼。

患者的零感染就是我们努力的最好回报。虽然感控工作千头万绪，但潜心一志完成自己能做和必须做的事情。当我们努力前行在感控路上时，便会发现艰辛与收获相伴，荆棘与美好同行。只要持之以恒，平凡的我们一样可以收获成长；只要不放弃，在平凡的岗位上也会绽放出青春之花。

（赵璐绽丽）

谁是让护士长从
"铁公鸡"蜕变的主谋

您知道一名医务工作者在医院里最怕谁吗？

除了护士长，估计没有第二人选……

应该用一个什么样的词语去描述护士长呢？美丽？能干？还是严厉？如果分别用 1 个字、2 个字、3 个字去描述，那就是"抠""很抠""相当抠"。用"铁公鸡——一毛不拔"来形容她们最为贴切不过了。

在科主任的眼里，一个不抠的护士长一定不是一个好的护士长。在护士长的眼里，科室的一针一线，甚至是一块抹布都是那么的"珍贵"。记得 10 年前我刚工作时，一到月底护士长就会给每个护士发一个小毛巾，让大家装在护士服的口袋里，因为院感办要来质检了。平时工作中，我们干手通常采用自然风干法——甩，水多时先是小甩接着就是大甩，要不然就是我们随身携带的"干手毛巾"——工作服。

从洗手肥皂过渡到洗手液也有一段心酸的故事。记得上班第一天，肥皂君就给了我一个惊喜，这都 2010 年了，医院的医务人员居然还在用肥皂洗手！每次洗完手都必须要用"贴心"的护士长为我们"精心"准备的护手神器——凡士林。而这块孤零零的肥皂，开始还能用绳子拴在旁边的下水管上，用着用着就只能被放在洗手池的台面上，和无数的小水珠一路为伴直到走到生命尽头。院感办的老师为了说服"坚如磐石"的护士长们，给肥皂君做了个细菌培养，当他们把培养结果的照片打印出来送到各科室时，才终于让我们用上了梦寐以求的洗手液。

护士长都是出了名的"聪明"，她们能把用完的 100 毫升的手消瓶子都收集起来，让它们排排倒立在办公桌上，把瓶底那怎么也按压不出来的 2.5 毫升残留液体用注射器全部抽出来再集中在一个小瓶中。随着时间的推移，出现了一种叫消毒湿巾的物品，使用过的人都知道他除了贵没毛病，一包湿巾 150抽，60 多元，平均 0.4 元一张纸，这要是用起来还不要了护士长的"命"。

俗话说"困难总比办法多"，为了提高洗手的依从性，院感办每个月都会到物资办去调出每个科室领取速干手消毒液的数量，再根据科室诊疗人次进行计算，从根源上去查，真是印证了那句"魔高一尺，道高一丈"呀！

10年后的今天当我自己也成为一名管理者，才明白这个"管家婆"是真的不好当，我也开始了和她们一样精打细算起来。科室管理、安全意识、安全行为该怎么去衡量？有人常问"是患者安全重要还是医护安全重要？"这二者是一个共同体还是矛盾体呢？经过无数事实证明医护人员安全了，患者也就安全了，他们二者更像一个连体婴儿，是同呼吸共命运的关系，是你好我也好的关系。

改变我的是一次普通得不能再普通的院感培训课程，2005年12月震惊全国的"安徽宿州眼球事件"，10例白内障手术患者9例发生手术部位感染，而不得不摘除眼球，而事件的元凶仅仅因为医护人员忽视了最基本的消毒隔离措施。作为一名眼科的护士，我看到有多少人通过手术重换光明，在办公室的墙上还挂着那面"30年重见光明"的锦旗。我闭上自己的眼睛，扪心自问，如果我也是这10位患者中的一员呢？真的不敢想象。北京同仁医院前院长王宁利教授说过："除了丧失生命，没有比丧失视力更可怕的事情。"这才让我恍然大悟，翻阅历史，十几年前我们的规范、制度一样不少，如果所有医疗机构能把国家制定的标准当做为自己服务，那结果还会是这样吗？

"国家制定的标准一定不是高不可攀的，标准就是底线，一旦丢失这条线那么等待我们面临的将是万丈深渊。"接二连三暴发的院感事件都是血的教训，这些血淋淋的事实更是证实了做好感控工作是保障医疗质量和医疗安全的底线。等级医院评审的主题不就是"质量、安全、管理、服务、绩效"吗？"质量"与"安全"简单而又不简单的4个字，却是所有医疗机构永恒不变的主题与追求。

医院现代化管理越来越完善，制度也是越来越齐全，不要让制度仅仅是制度集上的制度，而是工作的导师。制度的出生大多数来源于科室，也就是说科室所有的医师、护士才是它的亲生父母，院感办最多算是它的姥姥。正是因为有这样适合水土的制度，它才能生根、发芽、开花、结果。

有了"为自己服务"标准的指引道路，具备了适合水土的规章制度保驾护航，只欠一股东风了，那就是培训。把这些东西落实到点点滴滴的工作中，这才算是圆满。比如说手卫生，什么情况下洗手、什么情况下用速干手消毒剂？院感办是这样培训的，从科室路过，看见护士小张在查阅病例，便上前问了句"小张，把剪刀给我借一下吧。"小张见主任借剪刀，麻溜地走过去拉开抽屉双手取出剪刀递了过去。结果她却露出"狐狸般"的笑容，问了句："取物品前手消了吗？"正是有了这样接地气的培训，句号才能圆满地画上。检查不是目的，目的是通过检查让安全永相伴。保持高度的责任感和敏感度，树立底线意识，以对人民健康高度负责任的态度，切实做好医院管理工作。

　　不管是让护士长们惧怕的手段也好，还是万事俱备的教导也罢。最终的目的就是让医院感染警钟长鸣。俗话说："条条道路通罗马""不管是黑猫白猫抓住老鼠就是好猫"，只要是能让"铁公鸡"护士长们把钱花在该花的地方，那就是好招。

　　您现在抓住那个能制伏"铁公鸡"的主谋了吗？落实质量与安全，让制度生根、发芽、开花、结果，接地气的培训，人人参与、改变行为、从我做起，他们不就是今天的主谋吗！

（邱慧娟）

我与院感防控同行

　　"如果连在部队军训的苦你们都吃不了，将来谁敢将患者交到你们的手上？临床工作需要的不仅仅是你们的专业知识，更需要你们有强壮的身体和坚持不懈的意志。"我依然记得大学入学后在部队进行全封闭式军训时校长对我们说的话。

　　一转眼，到了 2019 年，我毕业后顺利进入医院工作，成为一名新生儿科的护士。这注定是不平凡的一年，从岗前培训到科室的各项考核，从夜班准入到独立管床，从院感的警示教育到新冠肺炎疫情的暴发，让我意识到，真正的考验来了。

　　"你看新闻了吗？武汉暴发了新冠肺炎疫情，传染性好强啊……"一时间，铺天盖地的新闻穿透我们的耳膜进入大脑。在大家还有些疑虑和恐慌的时候，医院已开始建立防疫后备队，随时等待奔赴武汉支援。看到同事们虽然很担心但却都积极地签下了请战书，那时，我还没有意识到这会是一场硬仗。

科室的姐姐们同我讲起在抗击非典时她们的工作和生活状态，我突然明白为什么刚进入科室的时候护士长会安排我们学习终末消毒，哪怕温箱上面的一个小小的零件都不放过，如此严谨、细微，这就是院感防控，一点点细微的病菌都会对患者造成不可逆的损伤，容不得半点马虎。

还记得有一天我下夜班正准备回家，科室内的感控姐姐突然叫住了我，她说："楠楠，你知道手卫生的几个时机吗？"我当时很不情愿地回答了，心里却想着"就不能体谅一个下夜班的人吗？"但她接下来的话却令我感到十分羞愧。她说看监控检查大家手卫生依从性时，发现我的手卫生没有做到位。她告诉我院感防控不能只挂在嘴边，更要落实在实际行动中，严格落实手卫生可以有效降低院感发生率，不仅仅是在保护患者，也是在保护自己！这段话在后面的工作中不断督促着我。

2020年初，除了那些为防止疫情扩散蔓延而奔赴武汉支援的英雄们，还有很多医护工作者留在岗位上守护着自己所在的城市。而我，也是留守人员之一。虽然我刚刚毕业不久，但作为医疗工作队伍的一员，作为90后，我很愿意参与到这场抗疫战中来。

我很荣幸成为医院核酸采样队员。由于深圳的地理位置特殊，各个海关、边检均成为核酸检测的重中之重。而采样工作与阳性病例接触的概率极高，稍有纰漏就有导致病毒扩散和自身感染的可能。

采样初期，我们采样队 24 小时在室外值守。一天下来，视线被汗水模糊，双手也因长时间佩戴手套起了红红的疹子。脱下防护服，爱美的我看着镜子中的自己，脸上被防护口罩勒出了深深痕迹，腰酸背痛的我躺在床上，心中也不由得打起了退堂鼓。

随着疫情被控制，大批企业复工复产，返深人员需核酸阴性

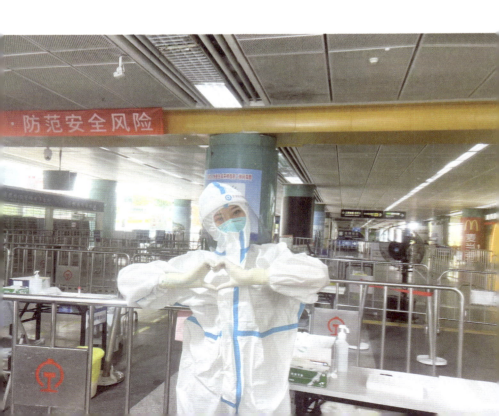

才可上岗，我所在的采样点主要负责武汉以及湖北省其他地区的返深人员。记得有一天，一位老爷爷来采样，采完样我示意老人家可以走了。老爷爷颤颤巍巍地站起来，朝我深深地鞠了一躬，说："小姑娘，谢谢你，你们辛苦了！"看着满头白发、年过半百的老人家慢腾腾地弯下身子，那一刻我的眼睛湿润了。这不正是我的职业价值所在吗？我还有什么理由退缩呢？

不知妈妈从哪里得知我在做核酸采样工作，也不知她从哪里看到有医护人员被感染的案例。她给我打来视频电话，静静地看着我，向来坚强的妈妈居然默默红了眼眶，不善言辞的她突然和我说了句："你要保护好自己啊，妈妈也需要你。"挂断视频后，我沉默了许久，我从未见过这样柔软的妈妈。

疫情面前，没有人是不辛苦的，还记得凌晨三四点钟我们的采样点依旧排着很多返深的打工人，他们会和我讲："我们湖北真的没事了，你们别嫌弃我们。"听到这里我的心中真的很不是滋味。在这样的大环境下，做好防控是我们每个人的责任，爱护彼此更是疫情面前的温暖人情。

现在疫情已经进入常态化两年多的时间了，核酸采样工作也进入了常态化，虽零星病例还时有发生，但我们很幸运，生在我们的国家，我也相信，要不了多久我们就能摘下口罩，让彼此看见最温暖的笑容！

（李　楠）

无问西东，
执着奔跑

茨威格说过："勇气就像逆境中绽放的光芒一样，它是一笔财富，拥有了勇气就会有改变的机会。"在我的青春里，也有这样一笔财富。

2016 年，刚刚毕业的我无知无畏地踏入医院感染这个对我来说陌生的领域。而感控专业发展至今，也已步入而立之年。中国感控事业从 1986 年到 2016 年，医患安全自始至终都是它不变的诺言。30 年，从零起步、栉风沐雨；30 年，跌宕奋进、砥砺前行。而我，很荣幸就是一名平凡的感控人。

也许在常人的眼里，医院感染工作微不足道。在医疗战线上，这个工作既没有无影灯下的救死扶伤，也没有燕尾帽下的呵护徜徉。感控人穿梭于医院的每一个角落，从洗手到病房清洁，从消毒隔离到医疗废物管理。感控人就是在这些显得微不足道的事情中，练就了火眼金睛，为医患安全保驾护航。

2020年初，一场突如其来的新冠肺炎疫情让人民的生命安全和身体健康面临严重威胁。当全国人民把焦虑的目光投向湖北时，全国各地400余名感控专职人员驰援前线。我，一个院感战线的新兵，也有幸成为其中一员。

2020年2月11日，带着一张刚刚打印的临时身份证，我和医院的同事们踏上了驰援湖北的征程。晚上7点左右，我们到了湖北省孝感市。封闭的小区、寂静的夜市，令原本五彩斑斓的夜景黯然失色。偌大的天河机场静悄悄的，一阵寒风袭来，感觉空气都凝固了。从机场到驻地的路上，看不到任何的车辆和行人，只有开道的警车和我们乘坐的大巴在一路飞驰，原来堵车也成了一种奢望。

进驻医院的第1天，我看到了当地感控同仁们的疲惫；看到了当地医务人员的辛酸、无奈与眼泪；听到了队友们说，不怕防护物资缺乏，也不怕哪一天自己被感染，就怕新型冠状病毒感染者数量一天天快速上涨，看不到希望。

还没有来得及休整，我和同事们就迅速行动，深入一线、筛查感染患者、隔离传染源、开展培训、监督防护、指导消毒、制订应急预案、完善防控流程，及时排除潜在风险。

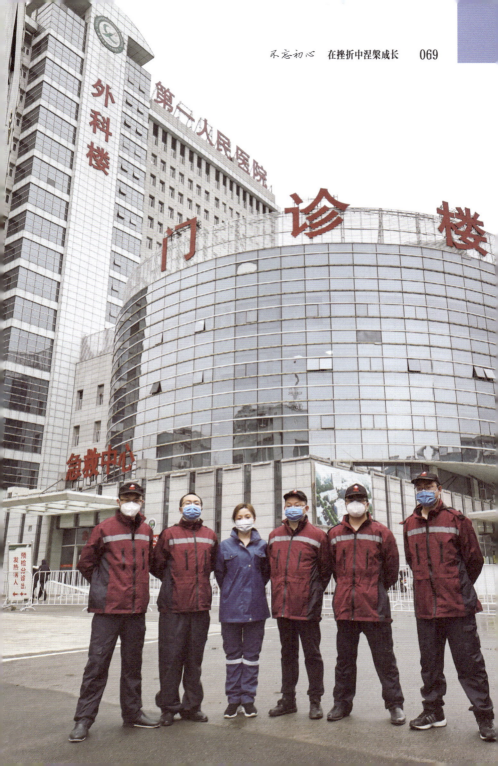

感控人虽然没有治病救人，每天却同样在和病毒面对面拼力"交战"；虽然不在临床一线战斗，却始终为医护人员的健康安危奔波不止。

一天，一名新冠肺炎疑似患者病情恶化，严重肾功能衰竭、呼吸困难，生命垂危，必须立刻进行深静脉穿刺置管。洗手，穿戴好口罩、帽子、护目镜、手套、防护服，马上到位。两名医师在我的现场协助下，迅速做好防护准备进入隔离病房，准备置管。

医师们沉着冷静、有条不紊地成功置管，患者的"生命通道"被打开了。医师们对我说："有你为我们保驾护航，我们放心。"那一刻，我强烈感受到：感控人原来如此被需要，感控人原来如此被信赖！作为感控人的自豪感油然而生。

进驻医院的第 43 天，全国抗疫取得阶段性胜利，我们终于可以回家了。我们相拥而泣，那是如释重负的眼泪，是只有历经千难万险、历经磨难的抗疫人才有的体会。在我们依依惜别之际，天空中出现一群归雁，我们的目光都被吸引了过去——大雁和我们都没有辜负一个严冬的等待。

此时此刻，我想起习近平总书记的一句话：用臂膀扛起如山的责任，展现出青春激昂的风采。我坚信，平凡的感控人必将不负韶华、不辱使命，继续在感控的道路上，无问西东、执着奔跑。

（黄奉毅　邱子玲）

隐形的翅膀

"铃铃铃……"一阵急促的电话铃声响起。

"有一个异位妊娠的患者大出血，现在需要紧急手术！你们尽快准备！"我愣了一下，还没有来得及回应，这着急的电话就已经挂断了，我立刻通知麻醉医师，跑到手术间准备手术器械。不一会儿，楼道里出现一阵嘈杂的声音："患者已经休克了！抓紧时间，检查单稍后就跟上。"几个医师一路小跑推着患者进了手术室，后面还跟着一个满头大汗的男人，他穿着红色的工作装，一看就是刚从生产一线赶来的，因为这是采油工人特有的穿着。

我所在医院的服务范围包含海拔 3 000 多米的柴达木盆地油田，油田周围是一望无际的戈壁荒漠，恶劣的环境造就了男人黝黑的脸颊、干裂的嘴唇。此时，他身上的衣服已被汗水浸湿，还有大片大片的血迹，看样是抱着患者跑来医院的。男人焦急地在手术室门外来回踱步，粗糙的手里紧握着女人留下的背包，痛苦得都快哭出来了。

"麻烦你们快点，她流了好多血，一直喊肚子疼，一直流血，麻烦你们快点，快点救救她……"

这样的情形不免让人心酸，男人工作的地方距离居住地有几百公里，接到老婆生病的电话，他就连夜赶了回去，来不及喝一口水，也来不及更换那油乎乎的红色工装，在这个"为祖国献石油"的汉子那焦虑的眼神中，透露出了他的自责和无奈。

"你放心，我们会尽快抢救，你在这里等等，现在还需要填两张表。"麻醉医师一边递上表格，一边安慰男人。手术存在的风险问题还是要告知的，可男人看也没看就颤抖着在表格上签了名字，他是真的着急，不敢耽搁一分一秒，就希望手术能立刻开始，能尽快挽救老婆的命。

女人被推进手术室时，她已经面色苍白、呼之不应，随时都有生命危险。我们加快了脚步，加快了动作，以最快的速度展开手术。在明亮的无影灯下，女人漂亮脸蛋上那难掩的岁月痕迹，以及消瘦的身体是那样的无助。

"开始静脉穿刺，尽快补充液体。"

苍白的手上已经看不见血管，巡回护士迅速将穿刺点转移到手臂上，消毒、扎止血带、一针见血，顺利放置好留置针。麻醉医师密切地观察着患者各项生命体征，控制着药品的用量。

我和手术医师已完成刷手、穿手术衣，站在操作台前，我熟练地整理好各类手术器械，协助消毒、铺单，手术开始了。

从女人微微隆起的腹部可以判断出血量不少，孟主任握着手术刀，由外向内分别切开腹壁皮肤、皮下组织、筋膜层，到腹直肌层用手拉开肌肉。

"上拉钩，加纱布。"

进入腹膜层，看见女人的腹腔里已满是鲜血，一块块雪白的纱布不断被染红。医师们迅速寻找着出血部位，不断地清除血凝块。

"看见了，在这儿，是输卵管中段。"

"钳子，7号线，准备结扎。"

找到妊娠病灶，结扎了出血口，我们总算松了一口气。手术中也及时为患者补充液体，患者的血压逐渐好转，一切都在紧张而有序地进行着。这时，检验科来电话告知此患者乙型肝炎病毒检测阳性。

顿时，在场的医务人员都紧张起来，立刻检查手套是否破损、手术衣是否被血浸湿、面部是否有污染的血液……我的思绪乱作一团，心里充满了担心和害怕。如果手术中一不小心伤到自己、感染病毒，那该怎么办？

我不敢想，也没时间想，下意识地将手术刀、剪刀等利器摆放妥当，以免伤到他人、也以免伤到自己。说实话，这是我第一次参与乙型肝炎患者的手术，在那样紧急的状态下脑子不乱是假的，心里不慌那也是假的，可即便是再慌乱、再害怕，也要完成手术。我马上让心情恢复平静，最后关腹的每一步操作更加小心翼翼："这是圆针、这是线剪……放在这儿，小心点。"为避免传递中误伤，器械都是放在操作托盘上，自己拿取。

在大家的通力合作下顺利地完成了手术，女人终于脱离了危险，慢慢苏醒过来。她的眼角滑落下难过的泪水，毕竟才30岁出头，结婚3年还没有孩子，这次异位妊娠手术结扎了一侧输卵管，就意味着她以后怀孕的概率就更低了。男人的母亲年纪很大了，又是癌症晚期，就想着在有生之年能抱上孙子，也算是了了一桩心事。可现在这样，孩子没有生出来，还在肚子上留下一道瘢痕。

虽然正逢炎炎夏日，女人却由于失血过多又做了手术，手脚一直很冰凉。给女人盖上棉被，将她推出手术室，并告知男人一切顺利，患者已经没有生命危险。男人激动地扶着手术床，发红的眼眶终于忍不住流下了眼泪，嘴巴里不停地说着："谢谢，谢谢，谢谢……"

男人的自责、懊悔，女人的伤心、无助，油田人的无奈与坚强。这种难过、无助的感觉我深有体会，因为我的父亲也是一名石油工人，他长年在野外工作，留下母亲在家拉扯我们姐弟俩长大实属不易。母亲又当爹又当妈，既要管着我们的吃、穿、学，还要时不时打零工贴补家用，常年的操劳让她比同龄的女性显得苍老很多，即使生病了她也从不吭声，只是自己吃点药就应付了。

记得那年，我上初一，弟弟上小学三年级，母亲破天荒没有做午饭，而是躺在床上睡觉，我觉得不对劲，站在母亲床边轻声问道："妈，你怎么了，病了吗？"

"你们回来了，我这就去做饭，感冒吃了点药就睡着了。"母亲说着就要挣扎起来给我们做饭。我赶快伸手去扶母亲，才发现她消瘦的身体竟然滚烫滚烫的。

"都烧成这样了，怎么还不去医院啊！"

"我怕你们回来没饭吃，下午还要上课呢。"母亲有气无力地说。

我不敢再说话，也不敢再看母亲的脸，就怕不争气的眼泪会流下来，怕母亲听到我的哭声而不去医院。爸爸不在家，妈妈是顶梁柱，现在妈妈病了，我就要担起这份责任。

"快去叫对门陈姨来帮忙！"我一边喊着弟弟，一边帮妈妈穿衣服。

"成天说着让我多休息，干活别太累，自己都病成这样了，怎么不跟我说呢？"陈姨一边嘴里叨叨着，一边装好证件、钱、水杯、毛巾就匆匆忙忙陪着妈妈出门了。还好有陈姨

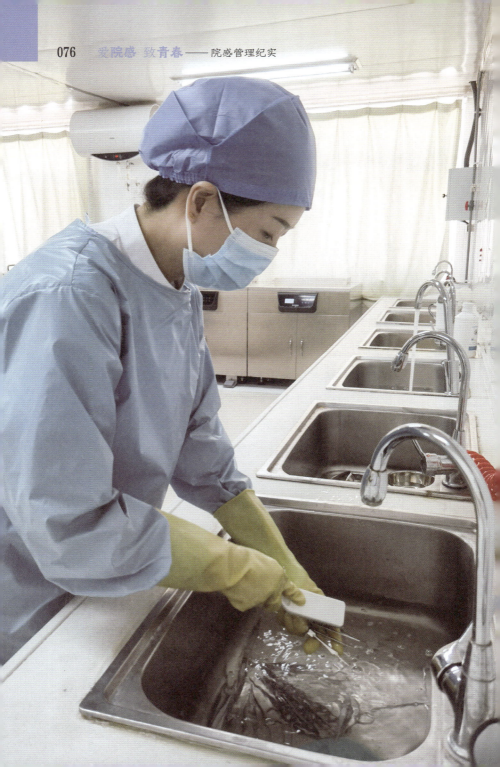

的帮忙，我们才能顺利把母亲送到医院。

身边有太多这样的家庭，男人在一线工作，女人在家既要工作，又要照顾老人、孩子，有时想想，为什么父辈要来柴运木盆地，环境气候都如此恶劣，老婆孩子也顾不上，就是为打好一口井……

思绪回到手术室门口，男人自责、心疼女人，也知道女人心里的想法：想着早点为他生个一男半女，让家中老人安心、不留什么遗憾。可现实就是这么无奈。男人一边跟着推车，一边俯身在女人的耳边不停安慰道："没事，没事，别难过，孩子还会有的，会有的……"

由于是异型肝炎患者，手术后要彻底清理战场，所有使用的一次性物品都要放进黄色垃圾袋，严密封口，标注名称，然后集中回收、焚烧。手术器械先浸泡在消毒液中半小时再进行清洗，手术床上留下的血迹要用消毒液擦拭干净，对麻醉架和手术间也都进行了彻底的消毒。

这时，我才深刻地体会到医师救死扶伤真的会让人泪流满面，自此也培养了我更加严谨的工作态度。医院感染防控工作真的是重中之重，看似无形，可在医疗的各个环节都是不可或缺的，这不仅是对患者负责，更是对自己负责。随着国家政策的要求，对医院感染防控人员配备提出了更高的要求，很多临床医护人员也走进感控行业。

2020年一场突如其来的灾难，再次考验了我，面对日益严峻的新冠肺炎疫情，我主动加入到抗疫的队伍中。只有自己深刻理解相关知识，才能提高防疫效果。

习近平总书记曾说："我们都在努力奔跑，我们都是追梦人。'新时代是奋斗者的时代，我们都是努力奔跑的追梦人，也是圆梦人。医院的繁荣和发展，患者的健康和安全，离不开我们每一个奋斗在平凡岗位的人。感控人用自己的行动诠释初心和使命，用自己的付出彰显责任与担当，用自己的双手为同事们插上一双隐形的翅膀，为他们保驾护航。

（李　群）

院感人职称晋升，
艰难历程之化蛹成蝶

　　我是一名院感医师。透过我的事业发展经历，足以充分说明江苏省创新性地设立院感专业系列职称，为院感岗位上的同仁们开辟了一条光明的职业上升通道。

　　多年以前，作为一名医学生，我临床实习的第 1 个科室就是感染病科。每天忙忙碌碌，但很充实，它让我喜欢上了医师这个职业。记得第 1 次独自面对入院患者，在对其进行详细的问诊和查体后，我的第 1 份完整的病历整整修改了 3 遍，上级医师才露出满意的笑容。那时，虽然只是一名青涩的实习医师，但当自己管床的患者康复出院时，一句"谢谢您，杨医师！"足以让我多日来的疲惫一扫而光。毕业后，我如愿以偿成了一名临床医师，沿着临床医师的成长路径，从一名住院医师晋升为主治医师。

后来，我被调到了感染管理专职岗位，从事医院感染预防与控制工作。虽然渐渐远离了我恋恋不舍的临床一线，但我对感控工作产生了新的兴趣。我们感控人"上管天、下管地、四周管墙壁、中间管空气"，我们坚守医疗安全的底线，最终使得患者、医院、社会三方共赢。平凡而充实的日子一天天过去，在我成为主治医师的第 5 个年头，面对晋升副高职称的专业系列选择时，却让我倍感彷徨，伤透了脑筋。

由于我国还没有设立感控专业系列职称，感控人员的职称晋升只能选择其他专业系列。对我而言，即使选择临床系列职称，但已离开临床一线工作多年，明显竞争力不强，更与实际从事的感控工作不符；虽然医院也同意我从医师岗位平级转为管理岗位，走医院管理系列的高级职称晋升之路，但临床医学专业出身的我却心存困惑，职称之名，名不副实，尴尬之处，无以言表。一时间，摆在我面前的高级职称晋升渠道似乎都被堵死了。

在这期间，我心事重重。已过而立之年，于己而言，难以迈入更高的职业阶梯；于家人而言，不能给予更幸福的生活品质。为心的愧疚，油然而生。深感作为家庭顶梁柱的我，没有尽到为人夫为人父的责任。日子久了，我仿佛被这难以看到希

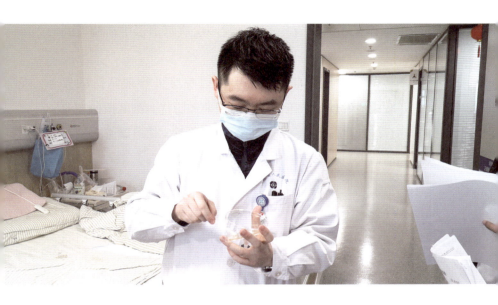

望的职业生涯麻痹了，看着身边当年一同入职的同事们已陆续
晋升成功，步入副主任医师、副教授、研究生导师的行列，我
满心羡慕但却心有不甘，明明自己业务水平和学习能力都旗鼓
相当，凭什么命运的咽喉就被无情扼住，无端落后于他人
呢？妻子的隐忍、父辈的埋怨、同行的进步、自身的渴求、现
实的无奈……每一样都如磐石压得我喘不过气，巨大的压力和
心理落差甚至让我产生了离开院感岗位重新回到临床一线的念
头。但每每想到多年以来领导的培养，同事的相融，和感控事
业的蓬勃发展，自己已然深深爱上了这份对于医患有着深远影
响和意义的工作。无论对国家、对社会，还是对患者，都能充

分体现感控工作的价值。于是，我一次次打消了申请调岗的想法。

幸运的是，上级部门一直关注医院感染管理队伍的发展，并敏锐地发现了队伍建设中的问题和隐忧。如队伍的专业结构不合理，且偏于单一；人员老龄化严重，缺乏新鲜血液；人员流动性大，轮岗现象比较常见。

在新形势下，院感管理内涵不断发展与丰富，最初的消毒隔离、环境卫生监测等早已不是院感管理的全部。抗菌药物的合理使用、多重耐药菌医院感染的防控、院感实时监测和前瞻性监测、院感防控循证研究等，已经成为医院感染管理工作的重要组成部分。一方面，医院感染预防与控制专业性很强；另一方面，它对学科交叉的要求特别高，涉及临床医学、护理学、管理学、微生物学、消毒学、流行病学等众多专业。一项感控工作的圆满完成，往往需要各专业人才的协同作战。因此，要提升院感防控工作的层次，推进感控学科建设，需要临床医学、检验以及公共卫生等多专业的人员加入，加强学科交融。但职称晋升的难题，成为阻碍各专业背景优秀人才加入并留在感控队伍的一大障碍。

为留住并吸引热爱院感的优秀青年人才，有利于院感事业的良性发展，江苏省医院协会医院感染管理专业委员会和江苏省医院感染质量控制中心各方奔走，不懈努力，并针对院感人员专业结构复杂的特点，创新性地提出，结合晋升人员的原专业背景，重点考查其院感工作实绩的职称评审改革思路。终于，在江苏省卫生健康委员会的大力支持下，在 2016 年全省卫生高级职称评审中，首次对临床医学背景的院感专职人员晋升开设了专门通道，在全国率先设立了医院感染专业。同时，为医院感染专业量身定制了职称晋升材料的报送要求，以专门设计的医院感染专业技术工作情况表和专题报告取代临床病案资料，使申报和评审都具备了可操作性，彻底打通了院感专职人员中临床医师通向高级职称的晋升渠道。从 2017 年开始，院感专家也加入了卫生高级职称评审的专家队伍，真正对院感高级职称资格审核有了话语权。

"山重水复疑无路，柳暗花明又一村。"这一利好政策为正处于职业瓶颈期的我带来了新的希望，也增添了前行的动力。经过认真准备，通过相关考试和考核，并系统梳理近年来主导的医院感染监测和培训资料、发表的论文、参与和主持的专题报告，我顺利取得了高级卫生技术人员资格。通过医院的答辩后，我成功晋升为了一名副主任医师。职业的进步、家人的愉悦、领导的赞许和同事的认可，让我明白，自己的坚持没有被辜负，终于等到了院感事业的春天。

江苏省对院感队伍中临床医学背景专职人员的高级职称晋升问题，进行了具有建设性意义的探索与创新。事实证明，不仅获得了成功，而且赢得一致好评。到目前为止，已彻底打通临床、口腔、中医和公共卫生背景医师通向高级职称之路的

"任督二脉"！但我们没有就此止步，江苏省医院协会医院感染管理专业委员会又开始着力于解决院感队伍中医学检验、临床药学以及护理等专业人员的高级职称晋升问题。江苏省的探索和尝试虽然取得了一些成效，然而，就全国而言，要从根本上解决院感专职人员职称晋升这一难题，推动感控学科不断建设和发展，需要国家层面上的顶层设计。例如，在国家层面确认"医院感染"专业技术职称序列，从医学本科教育开始即开设医院感染预防与控制专业课程，让医院感染管理科研课题申报有畅通渠道等。只有这样，才能使院感工作人员有归属感、使命感、责任感和荣誉感，才能保证院感队伍的稳定和壮大，促进我国医院感染管理事业不断蓬勃发展。

一切过往，皆为序章。过去的 30 年，我国院感事业迅速发展。展望未来，院感事业充满希望！不忘初心、砥砺前行，相信将来一定会有更多的有志青年坚定地选择加入这支队伍，共同拥抱院感事业更加辉煌的明天！

（杨　悦）

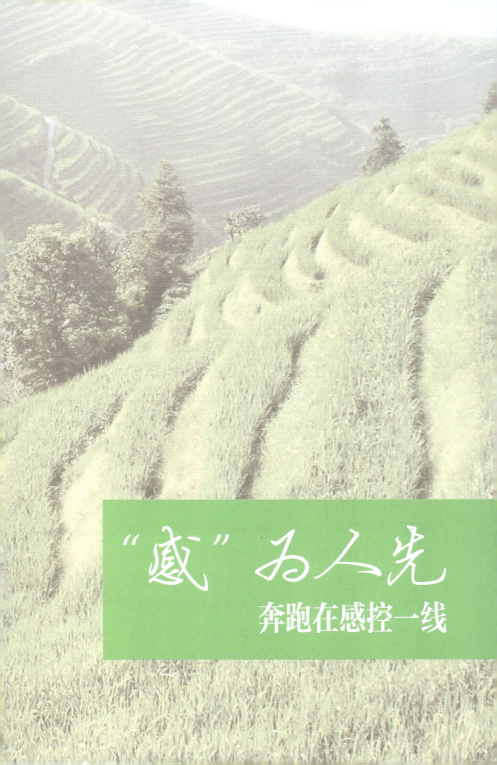

"感"为人先

奔跑在感控一线

白衣战甲耀青春

　　青春是什么颜色？有人说青春是绿色的，因为充满生机的春天是绿色的；也有人说青春是红色的，因为青春是奋斗的，热血是红色的。我想说，青春也可以是白色的，因为有一批身着白衣的医师、护士正在用自己的青春去诠释生命的价值，用生命去守护生命。

　　2021 年 1 月 12 日，我的家乡——吉林省通化市遭遇了突如其来的新冠肺炎疫情。仅一周时间，这个坐落在吉林省东南部的五线城市，主城区（东昌区）全域高风险。我所在医院的所有医护人员都在深夜接到了医院的召唤，所有人没有丝毫的犹豫，披上白衣战甲，全身心地投入到这场抗疫工作中去。

　　这个拥有 32 万常住人口的小城启用了抗疫史上最严格的管控措施——全市封闭管理。通化市唯一的一家三级甲等医院腾空，全力保障新冠肺炎确诊患者和无症状感染者的救治工作。我院作为一家三级乙等医院，是市内唯一承担急、危、重症患者救治任务的医院，全院职工开启"白＋黑""5＋2"工作模式，院感防控成为疫情大考之下的重大挑战。

在疫情暴发的第一时间，感染管理科率先行动控制传染源、切断传播途径、保护易感人群，这些关键举措一个都不能疏忽。我们在市卫生健康委员会和医院党委的带领下，科室4名同志并肩吹响了"战疫集结号"，挑起了全院60多个科室、1 000名职工、800多名患者的守卫之战。

科室主任不仅要保证好院内防控工作能有序落实，身为市防控专家组成员，还要每天协同各部门对全市各个重点环节加强疫情防控专项督导。医院的每个房间、每个角落、每个细节、每一环节都在我们监管的范围之内，不断完善制度、优化流程、保障安全。

科室护士长带领我们对全院督导检查，每天进行全院环境采样，常常工作到深夜。接不完的电话，做不完的报表，工作量与压力剧增。医务人员如何防护、发热门诊如何接诊、病区如何收治，防控双落实成为我们监管工作的重中之重。

疫情初期，主任带领我们每人一天轮转发热门诊，参与督导进入发热门诊人员的穿脱防护服、清洁、消毒流程。发热门诊的医护人员由于连续作战，承受着身体和心理的极限压力。为减轻他们的压力，我们多轮次院感防控知识的培训和沟通，尽一切可能使他们掌握自我防护知识与技能，筑牢防控意识。作为一名党员，一名院感工作者，我身上肩负的不仅是对患者的责任，更是对与我并肩作战兄弟姐妹的承诺！

2021年1月16日我们被抽调到新冠肺炎疫情隔离病区负责院感工作。此次疫情的患者以老年人和孩子居多。一位70多岁的奶奶整日情绪低落，常在病房里默默哭泣，很少和我们交流。老人感觉心里没底，身边又没有亲人，对疾病充满恐惧，那种无助、茫然的眼神，让我们心痛。为了安抚她的情绪，每天工作结束后我都会去与她聊天，每每提到亲人，她都会热泪盈眶。记得有一次，奶奶问我要到什么时候她才能回家，她说她想孙子了，想念她跳广场舞的日子。我鼓励她说："奶奶您要坚强，更要相信我们，等您病好了，我陪您一起跳广场舞。"奶奶握着我的手对我说："好孩子，谢谢你！一言为定。"从奶奶的眼神中，我看到了她对生的渴望！

在疫情暴发后的第15天，通化市首例新冠肺炎患者成功治愈，创造了全国新冠肺炎患者最快治愈出院的纪录；第23天，第100名患者治愈出院；第49天，全市新冠肺炎确诊病例清零！通化市无一例病例输出，我院医务人员、住院患者及陪护无一例感染。

在这场波澜壮阔的抗疫斗争中，院感人既是协调者又是指导者，我们秉持着对感控事业的无比热爱，兢兢业业将感控的精细化管理充分运用到战疫的第一线，用坚守和信念，为疫情防控贡献院感人的力量！

"打胜仗，零感染！"这就是我们院感人的奋斗目标。我们时刻准备，身披战甲，我们会在院感事业中不放弃、不退缩、不止步，为院感事业继续奋斗！

感控人的梦想是什么？我希望有一天我可以对每一个人说："院感科绝不是可有可无的部门，我们的感控是科学规范的！"新病原体的出现、多重耐药菌感染的不断增多、侵入性诊疗技术的广泛开展等，这些都将使医院感染预防与控制问题愈加突出，也使感控工作面临愈来愈多的挑战，对我们感控人也提出了更高、更多的要求。我们清楚地认识到，加强医院感染管理工作，对于保障患者安全、提高医疗质量、降低医疗费用、减少医疗纠纷都具有重要的意义。非常期待有更多志同道合的伙伴加入感控队伍，一起去实现梦想。

当面对新型冠状病毒的突袭，我们在第一时间指导我们的医护人员如何科学地做好个人防护，看到他们认真佩戴医用外科口罩，看到大家不再盲目地大范围喷洒消毒液时，一切的一切都将因为我们的努力而悄悄发生变化，更多的人开始认可我们的工作，更多的人开始需要我们的帮助，我们可以让更多的人知道什么是科学规范的感控！从前，我们一直去靠近光，去追逐光。现在，我们努力成为光，在感控的路上去散发光芒。

（张儒林　高春玲）

不负韶华,
用青春点亮感控梦想

　　有这样一群人,他们是制度执行的监督者和捍卫者,白衣释法,铁面无情,守护医疗安全的底线和红线;有这样一群人,他们坚决执行医院感染零容忍的目标,闻令而动,逆光而行,构建公共卫生的安全屏障;有这样一群人,他们在院感防控的平凡岗位上默默坚守,爱岗敬业,恪尽职守,为临床一线保驾护航。他们是院感人!我们终将会成为他们。

　　2019 年 11 月,内蒙古自治区某地突发鼠疫疫情。内蒙古自治区人民医院院感团队临危受命,学科带头人刘卫平教授紧急抽调人员前往救治一线组织开展防控工作。时间紧迫,疫情就是命令，前去支援的同事都来不及回家准备行囊就直奔防控鼠疫最前线。

凭借汶川抗震救灾、防控 SARS 疫情等重大突发公共事件处置中积累的丰富经验，我们的团队在鼠疫防控现场会同国家卫生健康委员会鼠疫防控专家组研判分析、确诊病例、现场部署落实各项医院感染防控措施。我们的团队通力协作，攻建在局规范流程，督导连夜施工，24 小时内完成。2 小时内赶制出培训课件，分部门、分类别地开展培训，常常一天要进行十几场。每天进入隔离病房，逐项落实防控措施。鼠疫属于甲类传染病，感染的后果很严重，疫情控制后，现场的医务人员对我们说："有你们在，我们安心。"一时间，我的眼眶湿润了。

身为院感人，有些时候我们的工作会不被临床医师所理解。曾记得有一次下科督导，我将发现的问题向科室反馈，告知感染风险和正确的防控方法。护士长黑着脸质问我："你知道我们每天抢救患者有多忙吗？你们的工作就是给我们找麻烦吗？"护士长的话使我非常震惊，原来在他们心中是这样定位我们的。很长一段时间我不敢下科，我开始怀疑自己，每日忙忙碌碌，这样做真的有意义吗？

通过这次对鼠疫的防控，我找到了答案，同时解开了心结。虽然我相信即使现在也依然有人不认可我们的工作，但是我们正在用自己的专业、奉献、坚守去获得越来越多的认可。我想那些背后鲜为人知的酸甜苦辣、喜怒哀乐，是只有我们感控人才能品尝到的别样滋味。

庚子伊始，荆楚大疫。在以习近平同志为核心的党中央坚强领导下，14亿中国人民众志成城、团结一心，打响疫情防控的人民战争。内蒙古自治区人民医院作为全区医疗卫生工作的排头兵和自治区专家组组长单位。广大党员干部职工无惧风险，主动请缨，1300多人递交请战书，医院先后派出2支队伍驰援湖北荆门、武汉，创造了医务人员"零感染、零差错、零责任"，22天的气管插管、300个小时的俯卧位通气等一个又一个胜利。在无数的战疫梯队中，感控人站在了疫情防控的最前线。用专业知识，用责任和忠诚，守护逆行而上的勇士，守护人民健康。

武汉不是唯一的战场，后方工作虽不似前线那样牵动人心，却也至关重要。我们这支年轻的院感队伍，扛起了守土有责的亢疫大旗，全面打响这场抗疫攻坚战。

新年的钟声敲响在出征的路上，十五的月亮照亮了逆行的方向。2020年1月23日，距农历新年已倒计时1天，学科带头人刘卫平教授紧急赶赴满洲里确诊研判全区首例新冠肺炎病例。此刻，新春新衣换白衣战袍，刘卫平教授带领团队闻令而动，向险而行，兵分七路多点驰援盟市疫情防控，涉及8个盟市400多家医疗卫生机构，行程累计数万千米。

制订防控方案、优化布局流程、开展专业培训、强化个人防护、落实消毒隔离……一个一个地反复推敲、一遍一遍地核实完善，避免针尖大的窟窿漏过斗大的风。其中远程培训在线点击量突破 11 万人次，科普内容登上新浪网，经新华社翻译成多国语言，转发海外社交媒体。

这支年轻的队伍平均年龄只有 28 岁，其中有过半数的队员是年轻的父母。但当疫情来临时，每个人都坚守岗位，第一时间全员递交了请战书，随时做好驰援武汉的准备。我们没有轰轰烈烈的事迹，但却用坚守的力量筑起了抗疫一线的防控堡垒。

每一天，我都被深深感动着，为这样一个时代，这样一个国家，这样一群有担当、有坚守的战友。我们如星星般发着点点的光芒，让青春在党和人民最需要的地方绽放绚丽之花，用自己的实际行动书写着当代青年的硬核担当！

接连应战了两场疫情大考，我们反应迅速、防控有力，取得了医务人员零感染的骄人成绩，凭借的是日益强大的中国感控力量，凭借的是感染管理法律法规的逐步规范、防控体系日臻完善、专业领域精准发展以及迅速崛起的学科建设。

2017 年，内蒙古自治区人民医院医院感染控制科成为为蒙古自治区唯一的省部级医院感染学重点学科；成功搭建了中国疾病预防控制中心传染病重点实验室协作单位、国家卫生健康委员会感控能建基地等众多学术平台。院感团队主持多项科研项目，荣获多项科技进步奖励，在国内外学术期刊发表论文百余篇。2020 年学科带头人刘卫平教授享受国务院政府特殊津贴，荣获全国优秀医院感染管理者、中国医院感染管理三十年杰出贡献者等众多奖项。

正是因为有这样强大的学科做支撑，我们才能接连取得抗疫的胜利。当我们再次面对突发公共卫生事件的时候，我们也才能做到心中有数、手中有招。

推动院感学科的发展，不但要有知识更新、信息掌控，还要有科学研究，科学研究是一个学科发展的不竭动力。我热爱科研工作，我时常思考：怎样才能做更有意义的科研？感控的数据从维度上逐步实现了多维化，收集范围也越来越广，要如何推进大数据的建立与应用，为精准感控提供更多可靠的依据呢？如何有效构建多中心的研究，从而获得更全面准确的研究成果？加强院感学科建设，院感科研就是我们努力的第一步！

我们深知未来充满挑战，任重道远；也深知机遇与挑战并存，憧憬满怀。我们将一同分享成功的喜悦，一同用青春和理想聆听感控事业前进的铿锵步伐，一同感受栉风沐雨却历久弥坚的感控情怀。我们也必将以勇往直前、鞠躬尽瘁的奉献精神，以精益求精、坚守真理的进取精神，筑梦远航，以患者安全为目标慨然奋进！不负韶华，用青春点亮感控梦想。

（海云婷　郭天慧　许彬彬）

此刻，
我们共同度过

　　2020 年初，新冠肺炎疫情来势汹汹，我们用坚定、果敢的勇气和坚忍不拔的决心，取得了抗击新冠肺炎疫情的首捷，但要大获全胜，还有很长的路要走。在"外防输入，内防反弹"的压力下，我们迎来了 2021 年。

　　2021 年 1 月 20 日，肿瘤医院像往常一样有序而忙碌，没有人想到，一场大战即将拉开帷幕。下午 2 点，我们收到了 1 月 19 日例行核酸检测的混检样本中出现阳性样本的消息，是真有疫情还是检测失误？大家心里忐忑得仿佛有一头乱撞的小鹿。下午 3 点，徐汇区疾病预防控制中心接到了复旦大学附属肿瘤医院的报告，有样品核酸检测结果为阳性。疾病预防控制中心的人员迅速整理物资，赶往肿瘤医院，并于下午 3 点 30 分到达肿瘤医院，首先指导混检阳性病例的隔离，查看隔离场所，确定隔离方案及细节；接着根据现有信息确定了第一轮采样的范围，下午 5 点 30 分开始相关环节采样。

兵马未动，粮草先行。尽管最终的结果还没出来，肿瘤医院已经开始忙着制订各类应急预案、清点院内物资并调配人员，对全体在岗人员开展消毒防护知识培训。晚上 7 点 48 分确认肿瘤医院工勤人员李师傅核酸检测阳性。

在确定阳性病例后，肿瘤医院迅速开展院内感染风险评估，但李师傅对于我们的询问回答含糊不清，正当我们毫无头绪时，医院马上调取了派单记录等工作资料。我们将两方面的信息整理比对，逐渐摸清了他在院内的行动轨迹。这时，我们收到了第一轮环节采样的结果，病例所在的休息室内桌椅表面和水杯为阳性，这证实了病例会对环境造成一定程度的污染。晚上 11 点，我们对病例全路径环节采样。时间不知不觉到了 21 日凌晨 2 点，所有样品采集完成。在脱卸防护服的瞬间，寒风吹在我们身上，吹散了满身疲惫，吹来了舒适清新。而夜半的广场依然灯火通明、人来人往，核酸检测实验室的同志们依旧紧张地工作着。

对医院来说当务之急就是尽快开展核酸检测，我们在党员群里招募志愿者，虽然已是深夜，"我在！""我也在！"大家争先恐后，不到 2 分钟队伍集结完毕，顶着寒风，大家汇聚在广场开始布置灯光和临时检测点。零点过后，徐汇区疾病预防控制中心、大华医院、上海市第八人民医院的支援车辆有如天降神兵般一辆又一辆地涌入了这次疫情的暴风眼之中。我们忙碌着，用熟稔于心的操作诠释了专业和安心，使各项工作有条不紊。21 日上午 9 点，经过通宵达旦的努力，我们完成了近 6 300 人的采样工作。那时保障的床铺尚未送达，极致疲惫的志愿者们回到自己原先的工作岗位后，只能随意在地上铺上一块纸板就这样睡下了。

在医院马不停蹄安排核酸采样的同时，摸排密接者的工作也正在如火如荼地展开，因为李师傅平时负责运送标本、报告单、药品等工作，所以与诸多科室的医师、护士、工勤人员有过接触，而且在之前的环节采样中，已有多个样品结果为阳性，若错过一个接触者可能就会造成院内感染。而 18 日到 20 日的各种监控视频一共有 1 万多个小时，寻找密接者无异于六海捞针。突然，监控中有一个没有戴口罩的身影和李师傅擦身而过，同事说："这正脸都看不到，我们怎么找呀？"我们将视频带到出现的病区，与病区医护人员共同分析她的行为特征，从最基本的年龄和行走路线，再通过是否带管、穿衣类型和走路姿势判断她当天尚未手术，最后通过一双粉红色的拖鞋，成功锁定病区内的某位患者，迅速将其作为密接者进行单独隔离。

尽管大家轮班替岗、一刻不停，但仍有很多时间点是空白的，一同的民警都感慨："你们还要看病例和别人接触时戴没戴口罩，戴得好不好，真的是要火眼金睛才行啊。"在肿瘤医院奋战24小时后，21日下午3点30分，疾控中心的团队终于把病例空白的时间点填满，与这个战场暂时告别。

然而，新型冠状病毒却不会那么轻易离开我们。当时因感控需要，要将两个病区的患者全部转入单人病房，可是医院本身床位就很紧张，这几乎是一个不可能完成的任务。在与市专家组连夜研究后，医院决定将门诊大楼的部分楼面改造成为隔离病房。命令一下，再难也要上！划分三区、做隔断、制定新的制度和流程，最终在大家的精诚协作下，我们把不可能变为了可能。

难题一个接着一个，病区腾空后，随着病区面积增大，缺人手、少药械等矛盾突显。正当我们愁眉不展时，徐汇区疾病预防控制中心挺身而出。那天，徐汇区疾病预防控制中心在了解到肿瘤医院无法完成如此庞大的消毒任务时，马上派了专业消毒队伍来到医院，用了将近3小时完成了整个病区近1 000平方米的终末消毒。随后，又与医院一起探讨院区现有的消毒方案是否可行，消毒机器人能否使用，消毒浓度、频率和时间怎么定，面对这些细小的问题，疾控专家和院感医师利用多年的工作经验，依据相关要求，制定了一条条可操作的方法，完善了一份份涵盖诊疗和生活的指南，在此背后是一个个穿梭在医院的各个角落不眠不休的背影。

2021 年 2 月 4 日下午，阳光正好，专家、领导们来到院门口，将患者一一送上回家的车，肿瘤医院正式解除闭环管理。感控小组的成员终于可以喘口气了，他们有的在抗疫中度过了最难忘的 1 次生日；有的舍小家为大家，在一线连续奋战了 48 小时从未停歇；有的前不久刚生下了 1 名男婴，而这个宝贝在妈妈的肚子里和我们共同战斗在抗疫的第一线；还有新手妈妈终于可以花更多的时间陪伴家里的小天使了……

基辛格曾经在《论中国》中写道："中国总是被他们之中最勇敢的人保护得很好。"是谁一直保护着所有平凡普通的人们一路走来呢？是那些奋战在一盏又一盏彻夜通明的白炽灯下，无怨无悔、朴实善良的逆行者们。

一丝善念，一份勇气，聚小流以成江海，汇成了一句又一句"我在！"就是这些夜以继日埋头苦干，献出自己渺小力量的普通人，用自己单薄的身影，默默地为千家万户带来了平安与顺遂。我们相信疫情终将过去，不管是疾病预防控制中心还是医院，作为控制院内感染必不可少的一环，在任何疾病面前，都将并肩作战、逆行而上、走向胜利。

（姚羽青　周昌明）

夯实感控基础，
践行感控使命

"骨肉亲离苦，襟怀爱笃诚，梅香除疫病，紧握傲霜旌。"这是我在抗疫最艰难的时候写在日记中的句子，现在读时依然会泪光闪烁。

2022 年 2 月 2 日，大年初二，瑞安的天气有点冷，南方的冬天没有雪，但是也极冷，阴冷。当我完成对全院保洁人员防控知识培训的最后一张幻灯片合上电脑，看时间已是 17:45。走在医院的行政走廊，医务科、护理部好几个办公室明亮的日光灯一如既往地亮着灯，走廊里一片通明，给这个持续下雨的初春，带来了一丝暖意。

这是我加入感控队伍的第 8 个年头。记得初来医院感染管理科时，让我印象最深刻的就是科长——周主任。几乎每天，她都是第一个到办公室、最后一个回家的人，对待工作兢兢业业、一丝不苟。她的工作态度深深地影响了我，也影响了我们整个瑞安市院感团队。在她的带领下，瑞安市院感质控中心已连续12年获得温州市医院感染管理工作先进分中心。

回想2020年，那段让人刻骨铭心、无法忘却的岁月。新型冠状病毒的肆虐，打乱了我们的工作节奏。我现在依然记得，大年初一，医院紧急召开新冠肺炎疫情防控动员大会。感染病科丁主任站在讲台前，身姿挺拔，目光坚定、有力，他一字一句地说："我把你们带进去，就一定会把你们安全带出来！"这句掷地有声的承诺，犹如一颗定心丸，打消了在场所有抗疫人员对新发传染病的恐惧，但这句承诺也带给丁主任的将是巨大的压力。

"杜科，这种防护口罩是意大利华侨捐赠的，可以用吗？""杜科，防护口罩现在买不到呀，你看这种有防护效果吗？""杜科，基层卫生院的现在都在高速路口守着，我们没有防护服，连隔离衣都没有，怎么办？"疫情暴发初期，防护物资极度匮乏，每天面对上百个咨询电话，医院感染管理科的杜庆玮副科长总是不厌其烦地——解答。

那段时间，平日对时事不太关注的我，特别关注《新闻联播》。因为，电视上有我熟悉的人。中央电视台主持人说："如今在抗疫的第一线，就有这么一群人。他们站在污染区和清洁区的边界，一方面负责把医护人员武装得严严实实，送进病房工作；另一方面负责把完成工作的医护人员，从污染区安安全全地接回来。他们就是感控人，医护人员通常亲切地称呼他们为安全的守护者！"

在全国守护安全的战线上活跃着一群感控人。他们低调质朴，危难时刻挺身而出；他们第一时间身披曙光，驰援前线；她们是战地里的铿锵玫瑰，用脚步丈量每一寸疫地；他们逆风奔跑，党徽在胸前熠熠生辉……我们的领头雁，在前方挥动着坚实有力的翅膀，身后的我们自然奋不顾身。

2020 年 1 月 27 日，周主任说隔离病房需要我们院感人进驻。"我去！"我不假思索地抢先报名。当晚，我便匆匆收拾几件日用品，与家人做了简单的交代，翌日便进入隔离病房。我觉得，危难时刻，被信任，是一种责任，更是一种担当。隔离病房的三区两通道、防护用品的穿脱、日常的清洁消毒、医疗废物的处理等，我都要为我的战友们把好关。

进入隔离区后，年迈的父母很担忧我，他们每天给我发微信。即使防护口罩、防护眼镜压得我透不过气，空暇之余，我总是会装作很轻松的样子给他们回复："一切安好，爸爸妈妈放心吧！"

年近七旬的母亲一直在我家帮忙照顾孩子。在我入驻隔离病房的第 29 天，中午 13:08 从隔离病房出来后我看了一下手机，看到外甥女 3 个微信电话记录和几张照片，还给我留了言。原来是母亲在我家做家务时突发短暂晕厥，摔倒在卫生间，右耳正好碰到洗手台边角。点开照片，母亲白皙的耳廓内角有一道深痕，将耳轮分成两瓣，几乎全被掀开，可以看到里面的耳软骨。冒出的鲜血沾满了衣领，鬓角银色的发丝在鲜血的对比下格外显目。我的心不由自主地抽动着，巨大的内疚与自责潮涌般冲击着我，硕大的泪珠从我脸上滑了下来。18岁的外甥女留言问我："阿姨，外婆耳朵这个样子去哪家医院好？"我心里十分懊悔，我在当地最好的医院上班，她们竟然犹豫着要不要来找我，为的就是不想打扰我的工作。当我回复给她们的时候，母亲的耳朵已经在我院耳鼻喉外科周主任的帮助下顺利缝合。母亲就诊时正好是午休时间，一听我在隔离病区联系不到，周主任二话不说立马披上白大褂亲自给母亲缝合。白大褂就是我们的战袍，不论在哪个战场。

不久，第一波疫情结束，我们医院率先清零。朋友问我："在对病毒的毒力与感染力尚不了解的早期，你进入隔离区害怕过吗？"我回答："怕！特别是武汉那边陆续传来有医务人员感染甚至死亡的消息，我也悄悄地不知掉了多少眼泪。"但是，越是关键时刻，越要夯实感染防控的基础，这是我们院感人的使命！我很骄傲，我们的付出得到了一线医务人员的肯定和信赖！

在隔离区，我写下了一篇篇日记！

"这是我进入隔离病房的第4天，有点想家，想儿子。"

"2月3日，深夜12点，回到宾馆，听到一则广播，说的是一位83岁的拾荒老人捐赠了10 000元，留名'知恩者'。"

我希望若干年后，民众依然记得2020年的春节，有多少人在除夕夜集结，逆行出征……

夜深人静的时候，我还会常常翻看手机里的照片，回味着这几年的酸甜苦辣。每一张照片都可以勾起满满的回忆，有隔离观察点，有高速路口，还有机场动车站的。那些熟悉的身影，是我们基层的院感团队，基层的院感人，他们身兼数

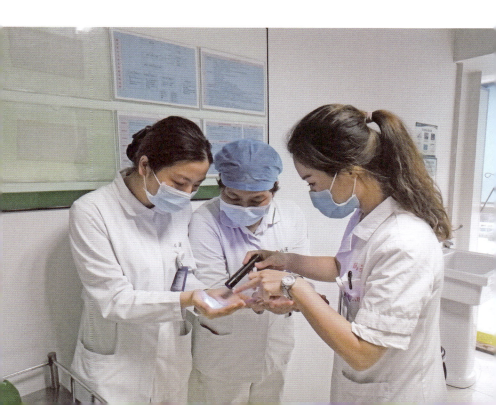

职，用自己的方式，默默地奉献着自己的力量。看到他们认真工作的模样，我湿了眼眶。虽然辛苦，但很充实，也很有意义。

在抗疫战场上，我们的前辈，为我们树立最好的榜样；我注视着前辈们高大的背影，前行的步伐越来越坚定，我们都用实际行动诠释着逆行者的勇敢，感控薪火，必将代代传承。

（曾小洁）

努力地成为一道光

　　我是个科班出身的消毒与感控人员，从事这个行业已经十几年了，对各类法规、标准是非常熟悉的。我指导过很多医疗机构和重点场所，也时常能听到来自基层同志的牢骚，"江老师指导很系统，但就是有些不那么接地气。"

　　至少，以前护士小刘就是这么认为的。她坚信，感控工作如果不考虑经济成本和时间成本，那可操作性一定不足，更谈不上落地了。比如"内镜操作结束后，要将插入部放入酶洗液中送水、送气 15 秒"的规定，她认为这项规定增加许多中间环节，浪费时间、抬高成本；而如果"多个内镜都在一只酶液桶内完成送水、送气操作"那就等于是违背了基本的感控原则，变成"面子工程"了。

我觉得她的建议很有道理，于是和她一起邀请长征医院的老师现场讨论、摸索。最终引入了多酶湿巾及一用一抛型多酶清洗液的处理方案，并趁热打铁改进了内镜整体清洗消毒流程，成本降低了近 3 成。这件事让小刘对感控产生了浓厚的兴趣，之后我们还和黄浦区疾病预防控制中心一起破解了"内镜终末漂洗用水始终监测不合格"的问题，更积累了一些现场经验。

之后不久，新冠肺炎疫情暴发，世界突然进入了快车道。2020 年 1 月，我刚主持完中心年会，便将西装换成防护服，参与上海首例新冠肺炎患者的流调工作，"战疫"正式打响。

2020 年 2 月，我奉命赶赴武汉，对隔离点、定点医疗机构、封控道口、监狱等重点场所开展消毒感控指导和督查。从分区布局、工作动线、作业流程到人员防护、消毒作业、垃圾处理，我恨不得一夜之间把这些内容塞到他们的脑子里，要知道，他们中许多同志是志愿者和下沉干部，感染控制的知识技能掌握严重不足，大多是接到命令便立刻赶往一线的。

各地赶赴武汉的医疗队员都是精兵强将，更有专业的院感老师随行，在这些可爱的同志口中，医疗队是"主力军"。

"那你们呢？"我忍不住发问。

"我们是县大队、区小队呗。"他们笑起来，但紧接着，他们的声音变得严肃，"但我们也一定会坚决完成上级交代的任务，不让社会面继续增加医院的压力！"

他们物资缺乏、技能不足，却有着"亮剑"的心，我默默地告诉自己，一定要倾尽全力地帮助他们，做好他们的感染控制。

其中一个隔离点给我的印象非常深刻。那时，我刚到武汉没几天，当时"应收尽收"和"五个百分之百"刚执行不久，各个隔离点、方舱医院人满为患。这个隔离点当时配备 3 医 3 护，三班倒，每班只有 1 医 1 护，管理着 50 多个人。事情多且杂．量体温、分中药这些都是最基本的，有些隔离人员还有其他基础疾病，所以还有用药护理、协助消毒的工作。因为是紧急设立的隔离点，半污染区设置不够规范。我赶赴现场后，立刻帮助他们重新划分区域，指导他们做好消毒隔离和个人防护。面对我提出的许多问题，驻地负责人很紧张，很多专业知识他也不懂，只能由驻点医务人员给我解答。那个女医师在临时搭建的半污染区另一头，而我在清洁区外，我们几乎是半吼着在沟通。她也很担心，但居然担心的是因自己做得不规范会受到批评，而不是自己可能有暴露风险。

"你们一个班多长时间？"我首先提问。

"至少 8 小时。"

"你的外层口罩应该早就滑下来了，你看那么大的口子在漏气．鼻子也没包住，这样很危险的啊，中间有时间休息吗？"

　　她摇摇头，紧接着不断解释："我知道，这个肯定是我刚刚太急跑出来口罩才脱落下来的，在里面我穿戴得很好，不要为我担心，我还能继续工作。"

　　"你们一个班多少人？"我又继续提问。

　　"就两个，1个医师1个护士。"

　　"那你们可以做到一起穿脱防护用品，在污染区可以做到一起到处巡走吗？"

　　她回想了一下，肯定地回答："基本做不到。"

　　我于是加重了口气，说道："我猜你们也做不到，否则你的搭档一定会提醒你的。这个事情我还是要向你们院长反映一下，你们怎么保证感控措施？"

　　她很快低下了头，不再解释，好像自己做错了事。但其实我心里特别难受，真的特别难受，实在是人手不足，一个班就两个人，那么多人要管，那么多事情要做，还怎么能时刻保证个人防护用品规范穿着和及时互相提醒呢。我于是舒缓口气对她和驻地负责人说："你们还是要把半污染区搞好，可以学习另一个隔离点，在优势风向的上风处搞一个集装箱式的铁支房，里面放上紫外线灯、消毒药械、医疗废弃物袋（桶）、手消毒剂等，再配一个镜子，最好是能两个人一直一起互相监督提醒着，当然你们两个人之间也要保持必要的距离。"

　　正打算赶往下一个隔离点时，我看到另一个工作人员拿着拖把一路走过来，也是非常疲惫，几乎是拖着脚步在挪，我一下子警觉起来，近乎是喊了出来："你快停住！这里的洁具，拖把、扫把、喷壶，都一定要专区专用，如果分不清，要想办法买红、黄、绿色的胶布给各个区的洁具贴上。"

女医师很是感激，之后我立刻就要赶去下一个点位。她忽然对我招手，说："谢谢您，谢谢你们来支援，我们一定会坚持下去的！"我也向她挥手，然后她紧接着握紧拳头，说出当时家喻户晓的那句话："武汉加油，中国必胜。"我的眼泪差点流下来，护目镜已是模糊，回到车上久久无法平复情绪。

3天后，我联系了她的院长和驻点负责人，得到了落地的"整改措施"：区防指研究全区驻点医护人员统筹派驻以缓和部分隔离点的压力；落实污染区内双人同时巡查值守制度；会更加标准化、规范化地快速搭建或改进隔离点的半污染区，督查中其他的院感指导意见也一应落实等。

这次疫情让更多的人体会到"临床救治是去存量，卫生和感控是控增量，用上游的卫生、感控把传染拦住了，下游治病救人就比较轻松。不控制住新增、不切断传染源头，单靠一线救治，难度巨大。"我想，这可能就是对卫生感控人的最大肯定。

护士小刘对此也非常认同，她常常庆幸在疫情来临之前就现场学习了感染控制的鲜活案例。这让她从抗疫之初就非常重视感染控制，并且为此做了多方且细致的准备，即便在她晋升护士长后，工作量大为增加的情况下，也一直未有动摇。医院一直平安无事，想来已是感控最值得称道的成绩了。

回沪后，护士小刘打电话给我："江老师，我在《公卫战疫》里看到对你的采访了，我觉得你那句话说得特别好，要努力地去成为一道光，即使这道光很微弱，也可以温暖自己、照亮他人。"

"那你是怎么想的？"

"我觉得大概说的就是感控人吧，哪怕做再微小的事，也可降低感染风险；哪怕是再微弱的光，也能让世界变得更美好。"

"你也是光，能让世界更美好的光。"

"哈哈，我这个光现在要去加班了，你好好保重啊。"她挂断电话，又不知奔向了哪里的战场。

感控人们都在战斗，我们都努力地成为一道光！能让世界变得更好的光。

（江　宁　刘　虹）

青春逐梦，
为爱前行

　　2020 年，在新冠肺炎疫情肆虐之时，有这样一群人，他们虽然看似没有"上阵杀敌"，却同样每天都在与新型冠状病毒拼力"交战"，成为严防死守的"护城卫士"。最早冲锋，最后撤离——他们就是在医学隔离观察点的医护人员。

　　2020 年 1 月 31 日开始，根据疫情防控指挥部工作部署，我所在的医院开始对隔离点进行医疗级改造，房间加装负压系统和门磁，划分三区两通道，实施了 5 大硬件的保障改造，即隔离间排风、隔离间电子门锁、公共区域监控、警示广播、工作人员对讲等 5 套系统；建立了 5 大软件管理流程，即疫情防控、医疗保障、设施安全、心理平稳、生活无忧等 5 个方面。隔离点工作专班以"隔离不隔情，如家既是家"的暖心服务为工作目标。

为更好地向留观人员提供医疗服务，我们团队中的每名成员都接受了院感科专业的防护培训，并且日复一日地进行隔离训练，根据先前制订的流程进行情景模拟演练，在预演实践中进一步细化、调整流程，为实战做好准备。2020 年 2 月 26 日我们迎来了第 1 批留观人员，第 1 梯队的医护人员快速就位，迎接入住的工作持续到深夜，当天我们一共接收了 140 名留观人员，他们全部来自湖北省。这批人员即将接受 14 天的隔离医学观察。为保证工作能有序开展，我们的医护团队进行了工作的细化分工。因电梯设置成清洁区域，只能上行不能下行，在保证安全的前提下，医护人员穿着防护服，将留观人员使用过的物品通过楼梯一趟一趟地搬入红区。曾经握着手术刀、注射器的医护人员，手拎起一桶桶矿泉水，肩扛起一箱箱几公斤甚至十几公斤的生活用品，在各个楼层间奔波，浑身被汗水湿透。

2020 年 11 月国内疫情已趋于平稳，但是每一个医学隔离观察点仍处于抗疫的高度紧张中。11 月 8 日，一辆搭载着冷链工作人员的大巴停靠在门前，按照医院感染防控要求，我们穿好防护服，在规定位置准备对这个批次的人员进行采样工作。跟往常一样，院感科的老师会在采样人员进入红区前进行着装常规检查。"防护镜侧面有松动，赶快换掉！"我低头仔细一看，果然！在院感老师的帮助下马上更换。从早上6点开始，直至晚上8点，采样工作紧张有序地进行着，我们顺利完成了本楼层人员的核酸验血等采样工作。正当我们拖着疲惫的身体，刚要躺在床上休息一会儿时，急促的电话铃声响起，"原地待命，今天核酸检测样本中有1人阳性！"这也是本地区出现的第1例阳性病例，这就意味着马上又要投入工作了。40分钟后，又有一批密接人员到来，我们穿上防护服，继续战斗！直到凌晨3点，将最后一个核酸样本放入标本箱，工作才结束。

寂静的夜晚，虽然疲惫但却难眠，特别是想到这零散的病例，离我如此之近。如果问我有没有怕过？当然怕！特别是偶尔出现的病例，容易让人放松警惕。但这也是职责所在，内心更坚定地提醒自己，不能有丝毫的放松，接下来还有成千上万人的核酸大筛查等着我们呢！

不管将来被铭记还是遗忘，这都是这场战役里的一个个微光。恰好第2天是女儿的3岁的生日，晚上先生把和女儿一同录制好的视频发给我，并附文字："老婆，加油！"看着视频我潸然泪下！突然觉得一切都是值得的。正如习近平总书记所讲："青春由磨砺而精彩，人生因奋斗而升华。"

发现阳性病例后的连续核酸检测，和预料的一样，果然都是阴性，全员零感染。

2020年12月的某一天，一位76的老人受到大家的额外关注。杨奶奶是独自一人来隔离点的，她一直在门口徘徊不肯进去。何医师作为隔离点的专班医师，详细询问了杨奶奶的生活及身体情况，在沟通后了解到她独自去美国洛杉矶探亲，因疫情被阻隔海外半年多，国内没有直系亲属，还患有高血压及严重的心血管疾病，孤身一人，心里充满了担忧。何医师安抚着杨奶奶，并告知她在这里有医护人员和工作人员会帮助她，请她放心。留观人员入住后，工作人员会将他们的行李送

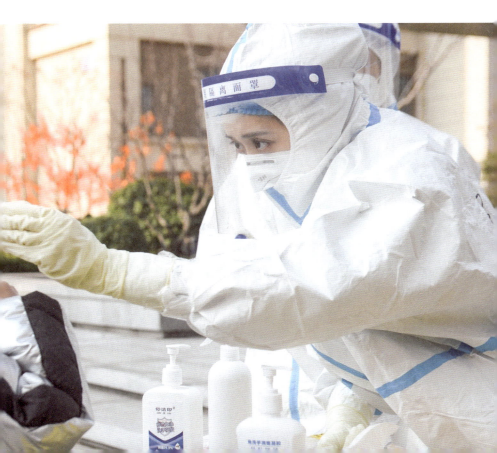

到房间门口。十几分钟后，工作人员发现只有杨奶奶的行李还在房间门口，觉得奇怪就去敲门提醒，却始终没有回应，当即取来总房卡，破除金属防盗链进入房间，看到杨奶奶已倒在床上，大家顿时紧张起来。工作人员马上通过对讲机呼叫专班医师，何医师以最快的速度穿好防护服，拿起除颤仪飞奔到场，并迅速判断：意识不好，颈动脉搏动微弱。经两轮心肺复苏后，杨奶奶恢复了意识，她非常感动，真切地体会到疫情无情人有情。

武汉返津人员、回国人员、冷链密接者、新区疫情密接者等所有与新冠肺炎疫情防控相关的隔离情形，我们的隔离点都遇到过。隔离人员中，年龄最小的2月龄，年龄最大的86岁。截至2021年4月，隔离点共接收隔离人员2 873人。就在这无数个日日夜夜中，我们让留观人员感受到"隔离不隔情，如家即是家"。隔离点为大家准备了暖心包，提供日常用品，为糖尿病患者准备胰岛素专用冰箱，为隔离人员过生日，准备生日惊喜！还以我院线上网络医院为依托，时刻关注隔离人员的身体健康状况。

隔离解除后我们收到的一封封感谢信、一面面锦旗、一句句感谢，都是给无数个隔离点的医护人员的。在隔离点，我们还体会到留观人员对我们工作的认可和理解，一幅名为"向阳而生，温暖同行"的水彩画，是隔离儿童睿睿送给工作人员的告别礼物，孩子稚气的画笔表达的是最真挚的情感。还有在门镜里，我们也是他们眼中的大白！

这是我们感控人的骄傲！无数遍的培训，无数遍的练习，作为隔离点的所有人的院感监督员！

随着疫情趋于平稳，隔离点大部分医护人员已陆续撤回，隔离点开始实行一医一护模式，这两个人除了完成日常医疗护理工作外，也是隔离点的院感守卫。他们为与我们共同工作的警察同志、下沉干部、保洁及保安同志、酒店人员在进入隔离区域前检查行装、提供防护用物，为新换班的同志进行院感培训。大家都说："有感控人在，我们就能安心、放心！"

经过无数次考验，带着感控前辈赋予的使命与责任，我们再次进入隔离点开启 14 天工作模式。看着面前的爱心墙，上面的每个名字都是在医学隔离观察点工作过的战友，他们都是坚定的感控实践者。

从来就没有什么盖世英雄，有的就是普通人的挺身而出！而感控人他们所行之事，不为彼岸只为海。不为拯救苍生，只求问心无愧。

（张　颋　冯玉召）

洒下星星的人

时间回到 2017 年武汉高校毕业生秋冬招聘季现场。

"同学，我看到你求职简历上写的是应聘医院感染管理办公室，你可以说说你为什么想应聘这个岗位吗？"

"老师好！……我觉得医院感染管理办公室的岗位职责与我预防医学专业背景非常吻合，而且我也很愿意在工作岗位上继续学习，不断进步。"

忐忑走出面试现场的我，与感控的第 1 次见面。

面试结束 3 个月后，我收到了医院人事处的通知，正式成为武汉大学中南医院医院感染管理办公室的一员。怀着忐忑又激动的心情，我开始了临床轮转学习，重症监护病房（ICU）内的导管感染监测、手术室的流程管理、检验科微生物室的细菌鉴定、内镜中心的清洗消毒与监测等，诸多系统又专业的知识向我迎面扑来。

短暂的 1 年轮转很快就结束了，回到科室的每 1 天，我都在周而复始地学习标准、督查临床现场、解答问题、迎接检查、预警监测、分析报告，带着一些对新知识的迷惑和对感控工作的迷茫，我开始懵懵懂懂地成为一名感控青苗。

就在步入感控领域的第 3 年，突如其来的新冠肺炎疫情在武汉暴发。一时间，原本人数就不多的科室老师们都被抽调或派遣至各地，定点医院越来越多，方舱医院越开越大。从按下暂停键的那一刻起，武汉的天仿佛都变成黑色，就像无声电影里的场景，没有人气，没有烟火，没有车水马龙。

"各位同事好，我们医院现正式全面接管雷神山医院，疫情来袭，每早 1 分钟收治患者，就可能会减少一群人的感染风险，条件艰苦，设备不完善，制度不周全，团队来不及磨合，但我们是白衣战士，医者大爱。请在群里的老师们，整理自己的行李，明天进驻雷神山医院。"这是我 2020 年 2 月 8 日晚收到来自微信群的信息。看完信息，我毫不犹豫地收拾好行李，然后躺在床上一夜未眠。

就在我们奋战雷神山医院的艰苦时期，有一天指挥部说国家将派来两位感控顶级专家指导、帮助我们。当中南大学湘雅医院的吴安华教授与北京大学第一医院的李六亿教授出现在空旷的雷神山工地上时，我既高兴又激动，赶紧将此事告知很早就定点支援雷神山医院的四川大学华西医院乔甫教授。有 3 位专家坐镇，压在我们心头的大石终于能落地了。3 位专家仔细询问我们现在开展感控工作的情况以及面临的问题，吴安华教授拿着工地上的大喇叭给 16 支支援雷神山医院的医疗队全体队员做培训，嗓子都喊哑了。培训结束后，他又立马审阅我们目前施行的制度与流程，逐条进行修改。李六亿教授则是来不及放下行李就奔赴病区，在泥泞的战时传染病医院里往返几十次，细心提示每一处风险点，顾不上已被泥水打湿裤脚，返回清洁区后就立马查阅我们的人员健康监测档案，并进行指

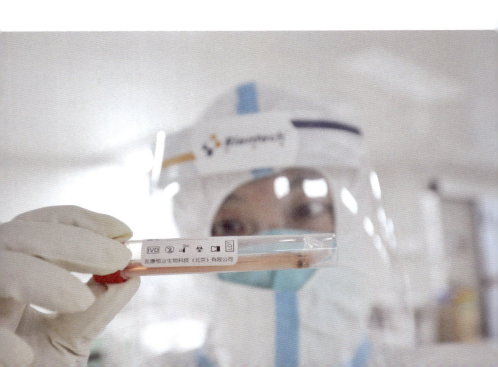

导。乔甫教授更是每天与我们一起坐着最早一趟的班车上班，坐着最晚的一趟班车下班，默默地付出着，与我们肩并肩站在一起度过了最漫长的67天。休舱时，武汉按下开启键，我也像经历了一次大的内心洗礼。感谢洒下星星的前辈们，星星之火，可以燎原。

没想到新冠肺炎疫情竟然是这样一场攻坚战。环境布局流程梳理与规划、个人防护、核酸采集、环境清洁与消毒、通风工程、病例监测、流行病学调查等知识与技能从刚开始的一知半解到现在的娓娓道来，这是年轻感控人的飞速成长，但成长的背后源于为我们洒下星星的前辈们。

2021年9月，我接到任务前往厦门加入国务院联防联控工作组厦门工作组处置疫情。在厦门的定点医院我再次遇到曾经奔赴武汉的北京地坛医院蒋荣猛院长及很多1年前援鄂医疗队的战友，我有幸与甘肃省人民医院张浩军教授、复旦大学中山医院高晓东教授组成了定点医院小分队，一起并肩奋斗。我在返回酒店的路上向两位前辈说起自己在雷神山医院的经历，感谢洒下星星的前辈。两位前辈则说："现在你们支援他乡，你们也要洒下星星，让更多的人了解感控，践行感控。"月明星稀，中秋夜，我在异乡抬头望着夜空，觉得天更亮了，可能是由于天空的星星越来越多了……

2022年，我国全面落实动态清零政策，国家接连下发进一步加强感控工作及人员配置的相关文件。我在医院也依旧一边做着疫情防控的工作，一边做着常规的院感工作。跑临床、做监测、写报告、做分析，工作的内容与属性似乎与我2017年懵懵懂懂入职期间大致相似，但是很多又是不一样的，细心的程度、专业的深度、多学科吸纳知识的广度都在发生着变化。

当我前往临床进行现场工作时，看到病区稚嫩的实习生正在提醒患者佩戴好口罩，并且跟患者讲解免洗手消毒液的使用方法时，我心里才知道，这也是洒下的星星。

现在如果有人再回问我："你为什么想应聘医院感染管理办公室这个岗位？"我想我会回答："因为有很多洒下星星的人，让我看到了前方有光，脚下有路。"

（王　莹）

在感控路上努力前行

2020，一场突如其来的新冠肺炎疫情打破了人们原本平静的生活，这是一场没有硝烟的战争，无数白衣天使逆行而上，自动请缨奔赴抗疫前沿，毫不犹豫、毫不退缩，请战书上一个个鲜红的手印是最美丽的色彩，那被剪掉的一缕缕发丝是最决绝的感动。

在这场抗疫中，有这样一群人，他们虽没有治病救人，却依旧每天和病毒面对面拼力"交战"；他们虽不在临床一线，却始终为医护人员的健康安危奔波不止。他们所在的是一条隐形的"战线"，面对的是看不见的"敌人"。他们让病毒无处遁形，默默守护一个医院、一群医护工作者和一座城的健康，他们无法抢救感染的患者，但可以让更多的人避免感染。他们就是感控人。

感控人的工作主要是对医院感染进行有效的预防与控制，工作涵盖医务人员相关知识培训、锐器伤、手卫生、职业防护、消毒隔离、环境卫生学监测、院感监测、医疗废物管理、一次性医疗卫生用品及消毒产品的索证等。因此，在严峻的疫情防控期间，感控人肩上的担子尤为艰巨。

他们除了要反复研读、领悟防控指南和文件之外，还要一遍遍不断地实践、演练和培训。到各临床科室巡查防疫工作的落实情况，预检分诊、发热门诊、住院病区，哪里有抗疫，哪里就有他们的身影。检查、指导、整改、落实，不断优化管理流程，规范管理措施，事无巨细，为患者、为家属、为医护人员建起了一个坚固的抗疫堡垒。

我院感控科主任米玛老师，为积极响应医院"坚决打赢疫情防控战"的号召，积极报名参加院感督导组，与同事们奔波奋战在抗疫一线。日夜坚守在抗疫工作前线，从不松懈，分秒必争。她对预检分诊、发热门诊、隔离病房的布局设置，人员进出流程设计与指导，全院职工新冠肺炎疫情防护知识培训以及医院各个区域消杀工作是否落实，防护是否到位等每一个环节都尽职尽责。因为快到退休的年龄，又是在高原带病坚持工作，最终在高强度的工作中敬爱的米玛老师倒下了，住进了重症监护病房。探视的时候，我们让她不要担心工作好好休息，我们都能做好。米玛老师则对我们说："不好意思，我没能坚持住，以后就辛苦你们了，防疫工作一定不能松懈。"米玛老师虽然住进了重症监护病房，但是她坚韧、敬业的身影早已深深地刻在我们的脑海里，成为我们的楷模。

因边境防疫需要，我院感控科格桑德吉同志被指派到了吉隆口岸开展疫情防控工作，他们最主要的任务是要组建一个边境新冠肺炎确诊患者救治医院。他们到的时候，医院仅仅是一座空荡荡的楼房，他们不仅要打扫、清洁、整顿、搬运和安装，还要制订院感布局流程并实施，同时要进行培训、演练等工作。在人力、物力紧缺的西藏边境，经过了大家4个月全力以赴的工作，他们圆满完成了任务。在边境，他们除了组建医院之外，还要去各个关卡做工作指导，很多关卡设在山上，山路难行，高原的山路更难行。2名驻守关卡的人员，1名特警和1名医护人员，他们住在帐篷里，吃穿住行都非常不方便，因为地势的原因帐篷几乎都在山边上。吉隆口岸一带的山上常有毒蛇出没，所以他们在帐篷周围都会撒上硫磺，但是即便这样，他们晚上也不敢同时休息，因为如果夜里下雨，硫磺就会被冲掉，而毒蛇就可能钻进帐篷。他们为了防疫工作，克服困难，坚守岗位，保卫边疆，守护国门。

这次新冠肺炎疫情让更多人认识了感控人，也涌现出了不少感控英雄，也因此让更多的感控人更深刻认识到，感控事业不仅仅是守护患者、守护医务人员，更是守护人民的伟大事业。自从有医院的那一刻起，院内感染就伴随其左右，而医护人员每时每刻都在战斗。如今，感控形势依旧严峻，需要我们毫不松懈，继续努力工作。

我看到过这样一个视频，一个外国小女孩儿穿着旗袍在街头为中国新冠肺炎疫情募捐物资，看到小女孩儿一次次鞠躬，我深感全人类是命运共同体。在抗疫的过程中，中国感控人的身影也出现在世界各地，帮助当地民众抗击新冠肺炎疫情，我们的感控事业也带着无疆的大爱，为全人类的健康做着贡献。

在这次的疫情中，感控人的行动，已经为感控事业注入了更多的灵魂，但感控之路仍然很长很长，需要我们感控人不惧困难，不断前行。

（李海松　达瓦仓决）

同心战疫，
热血铸魂

　　我曾是一名普通的重症监护病房男护士。众所周知，重症监护病房是院感防控的重要阵地，几乎每天都有专职人员前来督导、检查。当时的我对院感工作非常抵触和不解，认为院感无非就是检查洗手、消毒、戴口罩，有必要天天督导检查、培训考核嘛！平白无故增加我们的工作负担。直到新冠肺炎疫情的暴发，让我对院感工作有了深刻的理解和认识。

　　2020 年年初，一场突如其来的新冠肺炎疫情席卷武汉并蔓延全国。疫情就是命令，作为一名共产党员，我第一时间报名请战，来不及和怀孕的妻子及年迈的父母告别，作为山东省第 1 批援鄂医疗队队员，我大年初一便抵达湖北黄冈，与全国同道一起打响了疫情防控阻击战。

在黄冈，我们用果敢和勇毅直面病毒的挑战。如果说医疗技术是我们与病毒搏斗的武器，那么个人防护就是保护我们的铠甲，只有先保护好自己，才能更好地救治患者。尤其是在给患者吸痰的过程中，患者会不自主地咳嗽，而因此在空气中飘散的大量携带病毒的气溶胶，则成为我们看不见的敌人。倘若防控不到位，很容易被感染。一旦发生感染，不仅危害自己，更会危及整个医护团队。那一刻，我深刻理解了院感工作的重要意义。只有自己安全，才能给患者带来希望；只有我们在，他们才能安心。

一次，在整理一位患者的物品时，我突然发现一张字条，上面赫然写着"如果病情危重，不用抢救我！"原来这是一位退休的老护士长，她曾经用自己的青春照护了无数的患者，却想用这简短的几个字结束人生。可想而知，当时她的内心是多么绝望！我百感交集，暗下决心："一定要救活她！以前您保护我们，现在由我们来保护您！"

接下来的时间，老护士长在生命线上苦苦挣扎，我们则与死神直面较量。1天、2天、3天……整整11天，一直昏睡的她终于睁开了双眼，看到身穿白衣战袍的我们，她用微弱的声音挤出两个字："谢谢！"我的泪水早已模糊了双眼，紧紧地握住她的手说："李老师，我们是山东医疗队，第1批支援黄冈的，是您的接班人。"那一刻，我分明地看到了老护士长脸上欣慰的笑容和眼角晶莹的泪珠。

面对新冠肺炎疫情，我们没有经验可遵循，没有技术可借鉴，一路摸着石头过河，从不断探索到精准施治，山东医疗队共救治患者411人，其中重症患者92人，而我们医疗队队员无一人感染。3月18日，黄冈战役主战场——大别山区域医疗中心患者清零，57个日日夜夜，我们践行了医务人员的初心，圆满完成了战疫任务。当我坐在返程的大巴上时，眼睛不禁湿润了，为什么黄州大道绵延十里，众人夹路，铁骑开道？为什么来时空无一人，去时万人空巷？为什么会有如此震撼人心的场景？因为我们，曾为战疫拼过命！

我们只是做了我们应该做的，却得到了无数的鲜花、掌声和荣誉，我知道在我们冲锋陷阵的时候，是无数个兢兢业业、默默奉献的院感人给予我们帮助与支持，援鄂医护人员零感染的目标才得以顺利实现，他们才是真正的幕后英雄。我爱院感，爱的不仅仅是院感的规范制度，院感充满智慧的条款；更爱的是院感人危难时勇于担当、大爱无疆的职业精神。

回首整个抗疫历程，抗疫战场开辟到哪里，院感人就出现在哪里，到处都能看到院感人奔忙的身影。我也从他们身上感受到了青春的真谛。青春与年龄无关，即使到了80岁，也依然有青春的色彩。青春与信仰有关，只要心中有梦，眼里有光，努力追逐就是正青春。

我不辱使命回到医院，带着对院感更深刻的理解和感情，成为了一名院感专职人员。我深知院感工作在保障医疗质量与患者安全中，发挥着至关重要的作用。我每天深入分管科室，对疫情防控常态化的每个细节进行严密把控，督导同事把每一项院感防控措施做细做实做到位。

后来，我有幸再次来到武汉这座历经浴火重生、焕发蓬勃生机的英雄之城，我深深地感受到，没有举国同心，哪有春景共赏；没有人民至上，何来山河无恙！我们院感人必携手并肩，以青春之我担青春之责，以奋斗之我担院感职责，为健康中国建设贡献毕生力量。

（王海生　张红梅　董　浩）

坚守初心担使命，
建功防控绽芳华

　　如果说外科医师是刀尖上的舞者，内科医师是打开潘多拉魔盒的智者，那么感控医师就是站在临床医师身后的铠甲勇士。从专业技术能力上看，感控人需要涉及感染疾病与临床医学、预防医学、流行病学、护理学、消毒学、建筑学等专业，要有一定管理和行政能力，还要具备良好的教学、沟通能力。并且感控专业人员的自身素养，决定着感控工作的质量和水平。

　　2020 年初，突如其来的新冠肺炎疫情让感控工作格外受到人们的关注。武汉是全国抗疫的主战场，感染防控尤为重要，感控人深知疫情当前不容懈怠，须全力以赴防止发生医务人员感染。

农厉正月初二，我作为河南省卫生健康委员会第 2 批援鄂医疗队感控组组长奔赴前线，出发时，省卫生健康委员会领导面色凝重地叮嘱我："135 名队员我交给你，你要一个不少、安安全全地把他们都带回来！"

大疫当前，重任在肩，带着这份责任，到达武汉当天，我连夜制定工作制度、完善流程、查验防护物资、向上级汇报。正式上岗后，第一次进入病区的战友们穿着厚厚的防护服、戴着层层的防护用品，面对危重症患者，高危的医疗操作让战友们心里充满恐惧和不安，工作 2 小时后防护眼镜的雾水让她们已看不清患者的血管，看不清测量仪上的数据，工作中的困难让她们心里倍感失落。作为临时党支部书记的我对战友进行心理疏导："武汉的疫情比我们想象得要严峻，但是我们是来打仗的，而且是硬仗，我们是带着过硬的技术来的，同时也要具备超强的心理素质，越过高山趟过河，超越它才能战胜它，疫情不退我们不归，你们来保护患者，我来保护你们。"一番话说得大家伙重振士气、信心满满。

重症患者长时间卧床，很多患者出现便秘症状。医师和护士直接用手帮患者抠大便，抠出来的十几块大便，最大的如鸡蛋大小，大家都没有一句抱怨。

有的患者慢慢痊愈出院了，非常感激我们的帮助。记得2020 年三八妇女节的时候，有一位患者家属给我们病区送了一箱苹果，说是给医护人员吃，但他们不知道，一旦进入到病区，任何东西都不允许再出病区，甚至一张纸也不允许。而且，我们进病区要穿戴厚厚的防护用品，卫生间都不能上，更不允许吃东西。虽然不能吃，但这一箱苹果依旧让我们很感动，我们把这些苹果称为平安果喂给患者们吃，医护和患者彼此之间都心存感激感恩和感谢。这次疫情体现出我们河南省援鄂医疗队全体医务工作者不仅骁勇善战，还充满了活力与创意。为方便工作，我们利用隔离服中的无菌巾制作了小布兜系在腰间，方便装笔和本子，随时记录患者情况。不断优化防护眼镜和防护面屏的清晰度。在华中科技大学同济医学院附属同济医院感控办的协作下，不断优化流程，改进各个缓冲间的标识，落实感控措施，确保医务人员零感染。

3月5日，连续工作1个月的我们接到国家疫情防控指挥部的命令，要求我们这支医疗队原地休整待命，这个时候正是武汉疫情到达拐点的关键时刻，如果我们休整，换上的新队员会有一段时间的适应时间，不利于患者治疗。于是当天晚上，我们全队联名写下"疫情不退我们坚决不退"的请战书。并按下红指印要求继续工作。从2月3日开始收治新冠肺炎重症患者到3月25日，我们负责的华中科技大学同济医学院附属同济医院中法新城院区C7东病区近60位患者已治愈出院。在大家的努力下，病区实现了零感染的良好局面。我们直接负责的一位七旬患者，深情地写下："在我住院的半个多月里，我深深地体会到河南援鄂医务人员大无畏的革命精神。你们不怕牺牲、不远千里、逆行武汉，来到最危险的地方，以自己的生命和健康作为代价，抗疫救援，治病救人。你们是党中央派来的白衣天使，为我们这些新冠肺炎患者尽心竭力，想方设法精心治疗，激励鼓舞我们这些病患面对病魔，让我一天天好起来。"

在武汉的 58 天里，经过我们 135 名援鄂队友的共同努力，河南省援鄂医疗队做到了"打胜仗、零感染"。

纠纠葛屦，可以履霜，勠力同心，共渡疫情。经此百年未有之大变，能到武汉出份力，是责任、是荣耀、是担当，是一辈子难得的回忆。我们实现了一个普通人为国分忧的情怀，也为自己的青春写下了浓墨重彩的一笔。

这场疫情让我们明白，祖国时刻把人民的健康和利益放在第一位；这场疫情让我们铭记，在中华民族的气质里，最迷人的是手足情深；这场疫情激发了 14 亿中国人空前的爱国热情，让我们流下了太多的眼泪，让我们收获了太多的感动。

近年来，郑汴一体化进程不断推进，郑州、开封人员流动频繁，还记得 2021 年 8 月，郑州出现局部疫情聚集，尉氏也检查出关联病例，开封疫情防控压力迅速增加。为确保全市人民健康安全，市疫情防控指挥部决定成立开封市中心医院科教园区健康关爱中心。在抗疫战场上，卫健人义不容辞，永远是中坚力量。市卫生健康委员会迅速担起责任，组建开封市中心医院医疗队，负责改造及医学健康观察中心工作。

为抢时间、赶进度，我与同事日夜驻守现场，三区两通道的设计、施工，空调、电话、电视、网线安装，床位安装及电路敷设，全流程制定及人员培训等工作同步进行。渴了就打开水龙头喝几口，饿了就端着盒饭坐在地上扒几口。楼上楼下不停地跑，身上衣服湿了干、干了湿。终于在36小时内，完成了4层楼全部的改造，防疫、生活物资的部署和全员的培训工作，满足隔离人员收住条件，刷新了中心医院速度。等一切走入正轨，我完成任务回到家中，才发现我的内衣上已满是霉点。

工欲善其事，必先利其器。"厚德、精术、笃行、至臻"

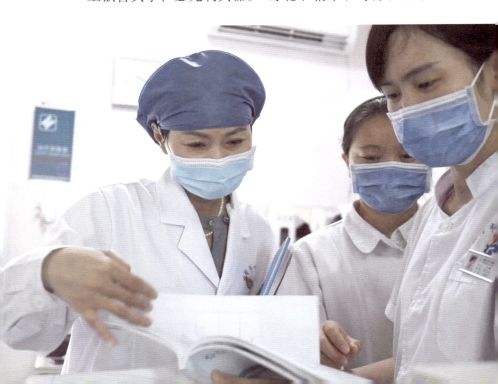

是开封市中心医院的院训，这不仅是医者的行为准则，也是我为人处世的信条之一。一次，我对手术部的一间手术间进行环境卫生学的监测抽查，初检结果是细菌超标，为慎重起见，我又按照程序进行了第二次监测，结果与初次监测结果一样。我立即向院长汇报并启动应急预案，停止该手术间的所有择期手术。院长坚决支持感控工作，他对大家说："环境不合格，坚决不手术，杜绝患者的感染风险，保护患者的医疗安全。"科室主任和护士长对感控工作给予了高度的支持和配合。通过到手术室现场察看查找原因并对手术室的环境表面、医务人员手部、消毒物品等全方位的微生物采样分析，我们制定了完善的整改措施，终于在第4次监测中，所有指标全部合格，手术间重新开诊。避免了手术切口的感染风险。我严谨的工作态度，绝不凑合的工作作风最终得到了医护人员的认可。至此，大家看我的视角，从"显微镜"改成了"聚光灯"。

2022年1月，郑州、禹州相继出现新冠肺炎疫情，尤其是禹州的防控压力较大，密接人员较多，当地已经腾不出空间去接收更多的隔离人员。市委市政府从大局出发，按照全省防控一盘棋的思想，决定成立许昌密接集中隔离尉氏隔离点。相关领导指示，选派全市最好的感控专家指导隔离点改造工作。

接到命令后，我直接从单位赶赴一线，甚至顾不得回家准备换洗衣服、顾不得交代科室工作。赶到预定隔离场所，我马上根据当地实际情况，提出了博雅外国语学校、尉氏县第二初级中学、尉氏县实验中学3个集中隔离点实行同质化、规范化管理意见。采取12310工作模式（成立1个临时党支部，建立2个台账，制订3个方案，做好10项工作记录），为严格落实人、物、环境同防要求，隔离点的每一个工作人员，我都要手把手指导操作、面对面传授经验，并多次组织开展隔离人员接收、餐饮配送、防控消杀、防护服穿脱、核酸标本采集、消防应急等现场演练，确保隔离点人员医疗安全。省督导组对我市隔离点建设高度肯定，"没想到行动这么迅速，没想到工作标准这么高，没想到组织这么周密。"表扬了开封市尉氏县讲政治、顾大局、敢担当、乐奉献。

尽管每项工作都是艰苦的，但当看到697名隔离人员顺利完成健康医学观察，安全返回禹州时，那种不负使命的光荣感、成就感不禁油然而生，我觉得所有的付出都是值得的。

从2020年至今，我一直珍藏着一颗扣子，很普通的一粒小白扣子，那是当年出发支援武汉时孩子交给我的，是他最喜欢的小熊睡衣上的第2颗纽扣，最接近心脏的位置，他说："妈妈，我的扣子你带着，就当我陪着你去武汉了，想我的时候你就看看它。"武汉、郑州、商丘、周口、尉氏……哪里出现病例，我就要去哪里，它也就陪我到哪里。

作为一名共产党员，我做到了党旗所指、冲锋所向；我做到了无愧于我的战友，无悔于党组织的嘱托；却唯独愧疚于我的母亲和孩子。我母亲已经80岁高龄，每一次上战场，我总是把母亲托付给尚在上学的孩子，让他代我膝前尽孝。每一次我出发去外地，母亲总是在电话里叮嘱我照顾好自己，不用担心她。但儿行千里母担忧，看着日渐消瘦的母亲，我就知道她有多么提心吊胆、夜不能寐、茶饭不思。

身着白衣，心有锦缎。作为医务人员，守护健康是职责，更是使命。巾帼不让须眉，红颜更胜儿郎。在开封市卫健系统、在开封市中心医院，还有许多姐妹们奋战在临床一线，她们撑起了抗疫的半边天，履行着救死扶伤的神圣职责，是新时代的"红色娘子军"。聚涓滴之力，护山河无恙，我坚信，一个生机无限、丰富多彩的春天正在到来。

（刘　璟　赵　娜　孟　阳）

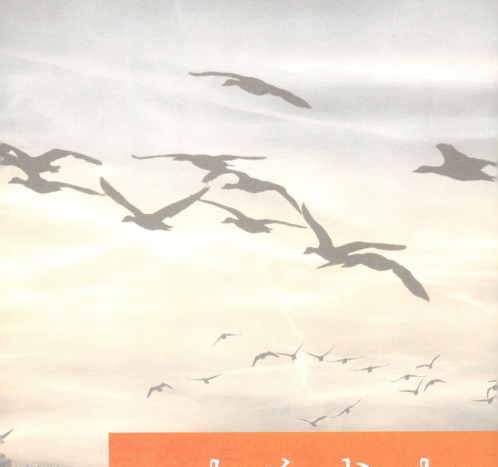

精益求精

用生命守护生命

蜕变

　　2019 年的我还是重症医学科的一名感控护士，与千千万万奔跑在感控一线的医护工作者们一样，奔波在距离死亡最近的地方，进行着没有硝烟的战争。10 余年的重症医学生涯，让我对重症这两个字既爱又恨，爱的是这里有我的青春、我的梦、我的理想，还有我救死扶伤的信仰；恨的是生命的逝去，痛心和无能为力。感控这两个字就是从那个时候开始根植在心里，那时我才明白生命与感控没有取舍，只能坚守。

　　偌大的重症医学科病房，细致的消毒监测管理；日常的穿刺、洗手与隔离，甚至一块无菌屏障的建立对于感控来说都是挑战。我对感控的理解就从这块无菌布开始。按照要求推行建立最大化无菌屏障、标准消毒范围及标准操作规范（SOP）

的实施，降低导管相关血流感染。面对这样的感控要求，其实我的心里是充满疑惑的，最大化无菌屏障，到底多大算是最大？开孔直径为多少？孔的位置开在哪？经外周静脉穿刺的中心静脉导管（PICC）穿刺消毒面积是大于 20 平方厘米，还是整臂消毒？这一系列的疑惑都让我倍感煎熬，于是我们成立了专门的攻坚小组，小组成员既当设计师、又当裁缝，一边查找文献资料、相关指南，寻求理论依据，一边向上级医院请教学习。经过反复的实验过后，我们设计了一套"中心静脉穿刺无菌屏障包"，新的设计弥补了以往置管操作中无菌屏障过小的缺陷，又符合指南在穿刺置管中对感控的要求，还能方便日常临床操作。与此同时，按照指南重新制定了我院消毒和导管维护的 SOP，使我们的穿刺消毒及导管维护流程能更好地降低院内感染。这些感控的创新及 SOP 的推行已在 1 年多的临床实践中得到检验，大幅度降低了我院导管相关血流感染的发生率。我们的付出终于得到了验证，这是我第一次深度认识感控。

　　然而我还是太过理想化，每一项工作的改进，抑或是 SOP 的实施，都会遇到问题与困惑，甚至可能会面临挑战。就在上个月，一个平静而忙碌的夜班，一阵急促的会诊电话铃声之后，来了一名因为交通事故引发的复合外伤、大量失血、休克、呼吸衰竭的患者，这个患者来时血压只有 76/44 毫米汞柱。在重症监护病房虽然这是常态，但是大家还是会紧张。给予气管插管、呼吸机辅助通气、扩容抗休克，我们需要的就是快速建立可靠的中心静脉通路。我从来没有想过就是这样一个平常得不能再平常的操作，却给我带来了深深的挫败感。大家熟练、默契地按照新 SOP 迅速展开工作，铺巾、最大化无菌屏障、整臂消毒、严格无菌操作、超声检查定位、PICC 置管，仿佛一切都是那么自然，我明白这样的休克患者单纯依靠外周静脉快速补液是不够的，患者的血压仍然不稳定，仍然在下降，如果不能尽快建立静脉通路患者随时都可能发生心搏骤停，此时的我开始有些担心。幸运的是穿刺成功了，随着中心静脉的建立，快速地输血、补液，血活性药物的应用，扩容抗休克措施的实施，经过一夜的奋战，患者抢救终于成功。第 2 天晨会交接班，阳

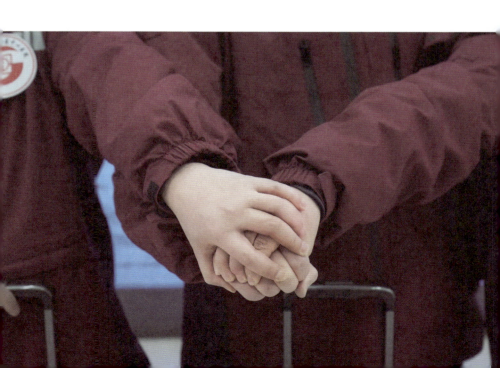

光是那样的温和，当我还沉浸在抢救成功的满足感中的时候，医师严肃而不悦地质疑说"你们能不能不要搞这么复杂，你们知不知道，时间就是生命。"突如其来的批评让我瞬间懵了，满心狐疑，耳旁出奇的安静，但是我瞬间就明白了，正是我抢救时候那个隐隐的担心——改良的操作流程耽误了时间。

这样的指责对于我来说是致命的，很可能意味着我们的努力前功尽弃，我仿佛掉进了一个深渊，而且深不见底。满心的苦楚，居然一句话也说不出来。我陷入了深深的思考，认真执行感控要求，有错吗？没错！医师为了抢救患者，分秒必争，有错吗？也没错！面对这样一道单选题，我陷入了两难的地步。如何在保证感控还不耽误救治？办法只有 1 个，那就是缩短时间。于是开始反复模拟练习，仔细研究每一个步骤。统计优化每一个环节用时，例如重新编排无菌巾的叠放及打开顺序，配备穿刺助手，设计专用静脉穿刺置管车。通过合理分工、优化流程和强化配合，加上强化训练，可以让操作时间在原有基础上节省了 5~6 分钟。我第 1 次觉得这五六分钟的时间是那样的漫长，漫长到足以让空气窒息，足以让汇河倒流，不过结果还是令人欢喜的，至少这些改进可以良好运转。对于感控，我仿佛不再那么陌生，同样我也知道对于它的思考和探索永无休止。唯一能让我们坚持的可能就是担当和那颗初心。

感控人就是这样，默默无闻地付出，踏踏实实地工作，为医疗安全保驾护航。2020 年初，一场规模大、持续时间长、波及范围广、任务艰巨的新冠肺炎疫情席卷而来。武汉——这个饱经沧桑的现代化大都市"停摆"了。当大家都选择逃离的时候，却有一群人向着武汉进发。大年初一，当大家还沉浸在过年的喜悦气氛中时，一条微信信息瞬间把整个中心医院凝固了。紧急通知：武汉抗击新冠肺炎疫情医疗队报名。短暂的沉默之后，迎来的是山洪爆发一般的回复，短短 20 分钟数百名医务人员纷纷回应，写下请战书，要求上前线参加抗疫，最终医院选定 4 名医护人员组成第 1 批医疗队奔赴武汉。谁没有儿女，谁没有父母、亲人，就是在这样一切未知的危险时刻，他们毅然决然地选择逆行出征。为新一代感控人书写下可歌可泣的篇章。

前有突击队在前线舍身忘死地战斗，后有感控人不知疲倦地守卫着家乡的门户，如何能守好这道防线？如何保障医务人员、工作人员不被感染？如何能及早地发现病例避免扩散？如何普及疫情防控认识？与此同时还要做到患者的医疗、护理质量不能受到干扰。这是对感控人莫大的挑战。疫情防控制度、流程的建立是应对疫情扩散的杀手锏，面对下发的国家规范，如何行之有效地制定出适合本院的规章制度？加班对于院感来说是家常便饭，很多时候都是彻夜地工作。于是每个人都悄悄多了一样武器，那就是行军床，因为永远不知道你需要工作到什么时候。费心劳神的制度流程制定完成，如何保证各个科室能落实执行？于是临床科室的、重点科室的督导检查就成了常态，每天走 2 万步是基础。每天下班的时候你会发现腿已经不是自己的了，然而你还不知明天会有多少步要走。

　　如果说 2020 年春节主题是出征，而到了 2021 年，主题已经变成了战斗。沈城 2021 年的第 1 场雪，比以往的时候来得晚了一些，然而这场雪下得却格外大、格外猛。路灯下，大片的雪花交织在寒冷的北风中狂舞着，仿佛是一群人的探戈。

江城子·沈城抗疫

勇士理应上沙场，战瘟瘴，守家乡！

口罩白衣衫，重症好儿郎！

勠力同心扬斗志，再出征，战新冠。

夜来幽梦忽还乡，鬓未霜，正当年。

烈酒西风饮，何须诉衷肠！

半生尽读圣贤书，上马征战，下马酱醋盐。

　　凌晨 1 点，刚刚从负压病房出来，已连续工作 6 小时的我身心疲惫，然而在回酒店的路上遇见这场雪，又让我心情好了很多。伴随着这场已经打了 1 年的新冠战役，我充满了斗志，我想疫情会因为这场瑞雪有个完美的收官。

　　然而在中心医院 2021 年的这场战斗似乎更加惨烈，元旦前夕急诊室诊治了 1 位高度疑似患者，经核酸检查，结果为阳性。按照既定的流程，封闭隔离管控。人员清除过后就是对环境的消杀和处理，背负数千克的消毒液对数千平米的急诊室各个角落完成空气消毒、物体表面消毒及消毒效果评价，当这一系列的工作完成后，才发现早已经累得站不起来。但身为感控人的他们面对这些，从来都没有一句怨言，只是默默地做着，保障着大家的安全。

2022年，我毅然决然地申请加入院感科工作，成为一名专职的感控人。他们的故事深深感动着我，温暖着我。感控人有的不是感动，而且脚踏实地的行动。

我渐渐明白，感控人每一次都是在逆境中直面挑战，不断地进步和创新，从临床一线到专职感控，我更加明白"敬佑生命、大爱无疆"的意义。我想可能这里才是我当初的那个梦，才是那一群追梦的人，这一群人都在为院内感染的控制努力奔跑着，奉献着青春岁月，诠释着责任担当，从来没有什么顾此失彼的放弃，也没有时间与原则的取舍，有的只是消灭院内感染坚如磐石的信心、只争朝夕的劲头和坚韧不拔的毅力。一步一个脚印地从最细微处，不断进取、砥砺前行。

每一次的涅槃，都会让人重生，与我而言却只能算是一次蜕变。这一次蜕变让我看见感控这个更大的世界，同样也知道自己的责任和担当。从局部到全面，从陌生到熟悉，我好像还依稀记着当初的那个声音——院感无小事、院感大于天！做感控最前沿的战士，尊重生命，誓死守卫，不负青春！

（王晓华）

"感"卫新生，
"膜"焕奇迹

生命是宝贵的，对我们每个人而言有且仅有一次。

生命是脆弱的，意外和明天或许只是一个夜晚的抉择。

身为重症监护病房（ICU）的医务人员，我们目睹过很多生命的陨落，也不断地见证着生命的奇迹。"活着真好！"这是一句历经生死劫难重生后发出的由衷感慨，这背后是一个怎样震撼人心的故事呢？

2018年8月29日深夜，安徽医科大学第一附属医院重症医学科宁静的病房被急促的电话铃声打破。"患者，45岁，男性，脊柱术后2个月余，在康复锻炼期间突发胸闷、呼吸窘迫，需要立即转入 ICU。"接到电话后，作为值班护士的我立即确认抢救物品，做好随时抢救患者的准备。短短的几分钟，伴随着急促的门铃声，患者被推进 ICU，只见他大汗淋漓、口唇发绀，眼神中透露出异常的恐惧。患者的心电监护仪显示指尖血氧饱和度低至 85%，血压又有 65/45 毫米汞柱，我们对患者紧急进行气管插管给予呼吸机辅助支持。然而，随着血管活性药物的应用及呼吸支持力度的增加，患者的缺氧状况并没有明显改善。闻讯赶来的邵

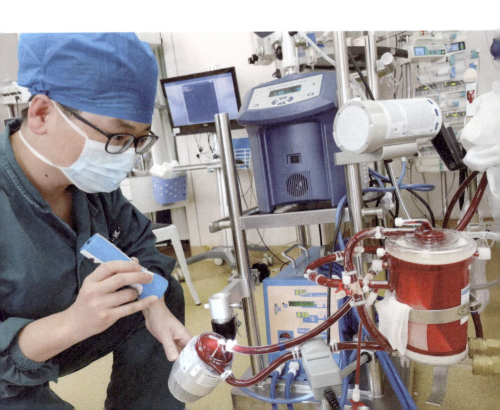

主任，通过床旁超声影像以及病史特点，斩钉截铁地说："是急性的肺动脉栓塞，患者呼吸、循环系统衰竭，需要立刻准备体外膜氧合器（ECMO）。"

重症医学科 ECMO 团队快速反应，立即启动紧急上机预案，消毒铺巾、管路预充、置管穿刺一气呵成。20 分钟后 ECMO 顺利建立，患者因肺动脉栓塞导致的缺氧状态得到有效的改善，血压也趋于平稳。正是 ECMO 强大的心、肺替代功能，为患者接下来的手术取栓赢得了宝贵的时间。在 3 名护士和 2 名医师的护送下，携转运呼吸机、ECMO、抢救箱、氧气瓶，克服重重困难顺利完成我院首例 ECMO 辅助下的院内转运，成功将患者送入手术室。经过我院多学科 30 多名医护人员的联合救治、10 小时的生命接力，终于将患者肺动脉主干几乎完全堵死的巨无霸血栓成功取出，患者各项生命体征趋于平稳，在场的医护人员也终于松了一口气。

接下来，我们仍将面临着循环维护、液体管理、酸碱平衡、营养支持、镇痛镇静等诸多难题的考验。由于 ECMO 建立是有创操作，加上中心大血管置管、循环管路较粗、血流量大、患者病情危重等特点，院内感染的预防可谓是最重要的难题之一。手卫生的落实、呼吸机相关性肺炎的预防，周围环境、物表的消毒，皮肤清洁的管理，保护性隔离措施的实施等等，一切都在有条不紊地进行着。护士长在患者的护理讨论时说道："ICU 里的院感防控我们已经做得很细致了，但针对这例特重度的 ECMO 患者目前我们做得真的够吗？"

ECMO 作为重症医学界的重器，每分钟可将 3～5 升的血液自右心房开口引出体外，面对这样特殊的重症患者，这些措施显然是远远不够的！由于 ECMO 患者管道数量多、置入深度深、管道直径粗等特点，经感控小组讨论后我们将导管相关性血流感染的预防作为感染防控的重中之重。

ECMO 建立时的置管穿刺、预充上机，尽管情况紧急但并不影响我们各个环节无菌技术的实施。术前通过床旁超声检查充分评估动、静脉血管，并精准地选择与之匹配的置入管道型号，避免因管道不符置管困难及出血引发的感染。同时，利用超声检查准确定位、动态引导进行穿刺，一次成功大大降低因反复穿刺引发血行感染的风险。ECMO 患者往手术室转运时，要密切监测氧合器的性能、妥善固定各管道及接口，避免因搬运不当导致连接处松动发生渗漏引发逆行感染。转运途中确保机器和病床的缓冲距离，防止管道移位造成局部血管的损伤、渗血等引发的感染。

ECMO 平稳运行时，精准的抗凝监测及管理是防止血栓形成导致血流速减慢、降低血行感染风险的重要手段。随时严密评估动、静脉管道是否在位，穿刺点有无渗出，贴膜有无潮湿、卷边，三通接头及附加装置无菌包裹，减少一切不必要的管道采血及输血输液操作，减少 ECMO 循环管路相关血流感染的风险。

在医护团队的不懈努力下，患者的病情逐步得到改善，终于在术后第 4 天成功撤除 ECMO 并渐渐降低镇静深度，第 6 天患者意识逐渐清醒并顺利地拔出气管插管，换成高流量、加温、加湿辅助通气，第 10 天患者在 ICU 全体医护人员的目送下安全转回了普通病房。

"感谢你们给了我第二次生命，我又活了一次，活着真好！"这句话让我们再次见证了 ECMO 创造的奇迹。这是目前安徽省内首例在 ECMO 辅助下巨大肺动脉栓塞救治成功的案例。再回首，这一路走来实属不易，患者的顺利康复离不干先进医疗技术的发展，离不开医护团队的共同协作，更离不开院感防控的保驾护航。

此次救治患者的院内零感染并不是偶然，而是依赖于我们拥有一个健全、高效的感染管理组织构架，一套系统完善、切实可行的感染防控制度及高效的执行力。在院感科的引导下，我们率先在安徽省内开展落实 ICU 医院感染风险管理项目，得到了省内专家的高度认可，并在全省大力推广。我们充分应用数据助力感控。近年来，我们引进了国内先进的重症信息系统，对院感数据进行抓取、整合、分析、预警，为我们院感质量控制工作提供数据支持，从而科学、全方位地提升感染防控能力。

作为感染防控临床一线的执行者，我们如履薄冰。院感工作贯穿于治疗和护理的每一环节，涉及每一个角落。只有我门不断地强化感染防控意识，把院感防控落到实处，才能真正消除安全隐患，将院内感染的发生率控制到最低，营造出一个安全的医疗环境。

志之所趋，无远弗届。穷山距海，不能限也。凭着这一颗赤诚的心、这一腔沸腾的血，相信我们必将再创生命奇迹，绽放生命之花。

（杨　伟　张传静）

"针"爱一生

　　回忆起第 1 次职业暴露，当采样的针头扎进我食指指尖，我的心跳仿佛漏跳了一拍，回过神的我立即奔向洗手池，使劲挤压、冲洗。在那一瞬间，我已经忘记了采集的标本是反渗水，并不会接触到患者的血液、体液，被针头扎伤也算不上真正的职业暴露。短短的几分钟内，害怕、忐忑、无奈、后悔，复杂的情绪让我战栗。也是这一次经历，我才真正意识到职业暴露的可怕之处。

　　时间倒回到 2007 年，年仅 26 岁外科护士小雪在一次持续 1 个多月的反复腹泻后，被确诊为人类免疫缺陷病毒（HIV）感染。小雪很明确自己是在工作中被感染的，却无法记起到底是进行哪一次医疗服务时被感染的。可能有人会说，小雪的不幸是因为没有得到正确的处置，只要暴露后规范处置，悲剧就可以避免，可事实真的如此吗？

1997 年 28 岁的美国护士 Lisa 在对一名艾滋病患者进行护理时发生针刺伤，发生暴露后，Lisa 及时采取了标准、规范的阻断措施，但不幸的是，在针刺伤发生后的第 9 个月，她仍被确诊感染 HIV。

关于血源性传播疾病，除艾滋病外，常见的还有乙型肝炎、丙型肝炎，对感控专业人员来说，这 3 种疾病暴露的感染率只是一组 0.3%、3%、30% 静态的等比数列。数字总是冰凉的，但对于个体甚至家庭在精神上、身体上的折磨和痛苦却是真切的。即便已经过去十几年，在我们的诊疗水平飞速增长的今天，针刺伤后正确地使用阻断药，仍然不能保障 100% 的安全。

其实早在 1988 年，美国开始发布一系列的规范指南，甚至通过法律的手段预防针刺伤的发生，世界卫生组织也在 2010 年和 2018 年颁布了关于注射安全的指导性文件。而我国也是从 2008 年起就相继发布了血源性疾病防护导则和医院隔离技术规范。那么，已经过去十几年，在众多规范性文件的指导下，我们的针刺伤的现状到底如何呢？

根据全球 2012—2020 年相关统计数据显示，针刺伤平均发生率为 55.1%，其中发展中国家针刺伤的发生率显著高于发达国家。根据中国疾病预防控制中心对我国 2000—2016 年的相关统计数据分析发现，在长达 16 年的时间里，我国刺伤发生率仍然居高不下，远远超过了全球平均水平，与印度等国家相似。

从制度到流程，我们优化、优化再优化，培训、培训再培训，年年讲、月月讲、日日讲，为何针刺伤的形势依然严峻呢？

首先是医务人员的执业环境，2016—2017 年中国医师协会对全国 4 万多家医院进行调查，覆盖近 14 万名医务人员，结果发现近 40% 医务人员睡眠时间少于 6 小时，70% 的医务人员处于亚健康状态，甚至有 20% 的医务人员会出现抑郁、焦虑等心理问题。为避免锐器暴露，我们一直在强调不要双手回套针具。但是在实际临床工作中，节奏快、操作多、时间紧、任务重。试问在这样高负荷、高压力、高强度的工作环境下，我们如何才能保障自己的安全？

其次是针刺伤的预防措施，根据美国相关文献报道使用安全针具可以预防 80% 的针刺伤害，而这些设备与工人教育和工作事件控制相结合，可以将伤害减少 90% 以上。早在 2008 年《血源性病原体执业接触防护导则》中，就提到了安全针具的使用。但目前为止我国安全针具的使用率仍然低于美国等发达国家，尤其是在某些基层医院，安全针具的使用率几乎为零。为什么？成本已成为推行安全针具的最大障碍，使用安全针具避免一次职业暴露所需要的费用大概为 6 800～20 000 元，静脉导管针甚至需要 68 000 元以上，如此高昂的成本，已然让安全针具成了医疗用品中的奢侈品。

即便如此，目前的针刺伤现状真的无法改善吗？

当然不是，早在 2019 年以及 2020 国家就已发布《对十三届全国人大第一次会议第 1716 号建议的答复》《关于深入学习贯彻习近平总书记 2020 年医师节作出的重要指示精神》,着重强调加快推进健康中国建设,全部保障医护人员的合法权益,改善医师执业环境、保障医护人员合法权益。其次,2021 版《输液治疗实践标准》以及 2018 年新颁布的中华护理学会《中国针刺伤防护专家共识》中均推荐使用自动激活安全设计装置预防针刺伤害,且应持续使用。目前,我国安全针具的使用率持续升高,我们有理由相信随着工程技术的推进,国家卫生事业蓬勃发展,安全针具将不再是我们眼中的"新产品",而是我们日常使用的"基本产品"。

2019 年底暴发的新冠肺炎疫情在客观上推动了我国医疗卫生事业和公共卫生事业的大力发展;2020 年,全国人大代表、安徽医科大学第一附属医院老年呼吸科主任刘荣玉在两会上正式提议,将医务人员感染性职业暴露纳入工伤认定范围。

当然,关于职业暴露在法律制度方面的完善并非一朝一夕之事,终究是个漫长、不断推进的过程。预防针刺伤的道路任重道远。作为感控人,我们有责任、有义务为此不断努力,我们总相信"道阻且长,行则将至。"

当然,加强医务人员防护意识,让医务人员重视职业暴露本身的危害性和预防方法才是治本之法,而这也正是我们院感人的责任,也是我们院感人的初心和使命。

（赵　霏　王婉秋　周威龙）

觅菌识踪——一场与
鲍曼不动杆菌的角逐

　　"让我们科停止收患者？为什么？"重症监护病房（ICU）王主任噌地一下从靠背椅里站了起来着急地说道。

　　"王主任，您先坐下别着急，现在科内已经疑似出现医院感染暴发，若再不予以重视，接着收治患者，那可能会有更多的患者被感染。"感控办熊主任接着说："现在暂停收治，是为了调查清楚感染源，以避免出现新的感染者。"

　　"那你们调查你们的，我们收患者也不妨碍你们啊！"。

　　"王主任，在没有查清感染源的情况下，接收新患者就会面临着新的感染，这段时间已经有好多例了，而且患者预后都不是很好……"熊主任面带微笑，紧跟着说道。

王主任迟疑了一下说："那你们觉得要暂停多少天？总不能停很长时间吧？重症患者要往哪里送呢？"王主任看了看表，说道："我4点钟还有个会，接下来就请张护士长配合你们的调查。"王主任有点懊恼地起身，和熊主任握了握手，就离开了。

又是一个炎热的下午，我正在对当天的医院感染预警病例进行处理，电脑上显示着ICU某位患者的感染相关指标：多重耐药菌感染——鲍曼不动杆菌！我心里咯噔一下，印象中这好像是ICU最近出现的第3例感染泛耐药鲍曼不动杆菌的患者了。基于专业直觉判断，这件事情不简单！

我立即展开搜索，试图寻找蛛丝马迹。通过信息比对，我发现ICU在1个月内居然有8例感染泛耐药鲍曼不动杆菌的患者。除了最早感染的那例患者外，其余患者均为入住ICU 48小时后感染的，平均年龄65岁，感染相关蛋白（CRP/PCT）异常或胸片显示浸润，且有不同程度的肺部感染症状，检验报告单上的耐药谱也一致。

一切线索指向——疑似院内感染暴发！

咚咚咚……

"青进。"熊主任戴着老花镜正盯着电脑，缓缓地说道。

"熊主任，跟您汇报件事。"

　　熊主任将视线从电脑上移开，稍低着头，双眼从老花镜上方看着我，问："什么事？小陈。"

　　"熊主任，ICU 疑似院内感染暴发了，这是我刚刚整理的资料，请您看一下。"我将刚才搜索的相关信息整理、打印后递给了熊主任。"这是 ICU 近 1 个月来感染泛耐药鲍曼不动杆菌的患者，大部分都是入住 ICU 48 小时后检出的。"

　　熊主任一边看着纸上整理成表格形式的内容一边听我说明。

　　"小陈，准备好暴发流调表，请科室小李老师协助安排一下紧急环境采样，这会儿一起去趟 ICU，边做流调边采样。"

　　"好的，熊主任，那我先和 ICU 联系一下。"

　　不一会儿，熊主任带领部门负责流调和环境采样的 4 位老师赶到 ICU，此时王主任和张护士长都已经在办公室等候。

　　王主任微笑着上前一步和熊主任握了握手说道："老熊，好久不见，今天来有什么新指示？"

　　"哪里有什么指示。"熊主任用独特的笑声笑了两声，接着说道，"我们科刚刚通过感染监测系统的信息整理，初步判定 ICU 有可能发生疑似医院感染暴发。"熊主任看了看王主任，"一会儿我们对这几位病例进行详细的现场流调和 ICU 环境采样，再次核实。先让我们科小陈跟各位说一下情况。"

　　"好的，各位老师，今天下午从监控系统的信息初步了解到，从 8 月 1 日至 8 月 31 日，共有 8 例患者在入住 ICU 后惑染泛耐药鲍曼不动杆菌，7 例为院内感染，患者均出现不同程度的肺部感染症状，耐药谱也一致。"我将整理好的资料分别递给了王主任和张护士长，接着将这些患者的情况简要做了介绍。

"初步判定是疑似医院感染暴发，王主任，我们一会儿会进行现场流调，需要请主管医护及相关的老师配合一下。"

"配合流调肯定没问题，但 ICU 才新开不到 4 个月，怎么会感染暴发？"王主任疑惑地问道。

"是啊，感控我们平常抓得也很紧。"张护士长补充道，"最近 1 个月，因为科室人手不够，紧急从其他科室调来了几个护士，有几个实习护士也在科里帮忙，增加人手除了保证护理工作，就是想避免感控措施落实不到位。"

我和张护士长突然四目相对，似乎同时想到了一个线索。

"小张，你协助这几位老师进行流调和环境采样，请相关医护配合信息搜集，尽快核实一下，要尽快！"王主任说道。

"好的，王主任，我马上安排。"张护士长边起身边看向我点头示意。

"谢谢王主任的支持，张老师，请你协助小陈和小陆进行流调，小李和小毛负责环境采样，有结果尽快汇报给我。"熊主任补充道，"小李，你提前和检验科沟通，请他们安排人员协助，这会快下班了。另外，王主任，考虑到这次暴发可能会波及更多的患者，病区需要暂停接收患者，直至查明原因。"

随后，就出现了文章开始那样的场景。

"张老师，我们先去查一下这几位患者的病程记录，找一下线索。"我说道。

"好的，需要我做什么就告诉我，我全力配合你。"张护士长微笑着说，把手轻轻地放在我背上。

虽然和张护士长只认识短短数月，但在平常的工作和交流中，我们已很有默契。

从之前搜集到的信息来看，既然患者都感染同一种耐药菌，耐药谱也一致，那很有可能这些患者感染的菌株为同一基因型，但医院目前还没有相应的检测设备，暂时做不了同源性分析。这个菌株是从何而来的？它是通过什么方式传染了那么多患者呢？带着这些疑问，我们开始通过多方位的信息搜集来探寻蛛丝马迹，以此来层层剥开隐藏在重重迷雾背后的"案情"真相。

我们将这些患者按可能感染时间排序，其中 A 为最早感染者，属于院外感染，也就是说 A 入院之前已经感染了这种耐药菌。那会不会是这个患者感染给其他患者的呢？耐药菌是通过接触传播，但 ICU 的患者均无法下床，也就意味着无直接接触，那耐药菌在患者间是如何传播的？

间接接触！也就是耐药菌通过中间载体实现了患者之间的传播，中间载体成为此次疑似感染暴发的帮凶。那中间载体是什么呢？

医护人员的手、共用的物品……这些都可以成为间接载体。于是，我们循着这条线索接着往下调查。

8 位患者是在 1 个月内先后入住 ICU 并先后感染的，他们住院期间住过的床位邻近或有交叉，是否此次暴发的帮凶与床单元消毒不彻底或手卫生不到位有关呢？

5 位患者均接受过气管插管。其中 4 位在气管插管后均出现发热症状，随后标本即培养出泛耐药鲍曼不动杆菌。是否此次暴发的帮凶与气管插管有关？

5 位患者均使用过喉镜，所有患者均使用过床旁心电图机。是否此次暴发的帮凶是喉镜或心电图机？

因为气管插管的过程中均使用过喉镜，且该 ICU 患者呼出的气体不经过呼吸机内部管路进行过滤，而通过外部过滤器过滤，即呼吸机内部管路不受污染，外部管路为一次性使用。所以，我们先将气管插管的焦点放到喉镜上。

根据目前推断的以上 3 条线索和流行病学的三间分布信息，患者的共同暴露因子集中在喉镜、床旁心电图机、床单元和手卫生。因床单元属于不同时间段的共用，我们将它暂时归为共用设备的一种。

这么多疑点，究竟谁才是真正的帮凶？

先假设这是一起因共用设备或物品清洁消毒不彻底或手卫生不当而引起的疑似泛耐药鲍曼不动杆菌感染暴发案件。

虽然这起暴发案件波云诡谲，疑点重重。但是，不管是多么老练和狡诈的"作案者"，都不可避免地在现场留下痕迹，而我们所要做的就是顺藤摸瓜，抽丝剥茧，探寻最终真相。

通过排查比对分析发现，使用心电图机的病例泛耐药鲍曼不动杆菌的感染率未明显高于未使用者；护士都在严格落实床单元清洁消毒，且有规范的消毒记录；那这就意味着，这起暴发案件的帮凶，锁定在了喉镜和手卫生上。

只要在喉镜或医护人员的手上能够检出泛耐药鲍曼不动杆菌，且耐药谱与8位患者一致，那这起暴发案件也就能大致明朗了。

"陈老师，我们进行环境采样的时候采了喉镜，检验科报告结果喉镜上检出大量鲍曼不动杆菌。"李老师在电话里着急说道。

5位患者使用过喉镜后，均感染了同一种耐药菌，且耐药谱一致，而喉镜上也检出大量这种耐药菌。那其余3名未使用过喉镜的患者，是如何感染的？

最有可能的原因是手卫生执行不到位，使得手成了患者间交叉传播的媒介。这也是我和张老师之前四目相对时同时想到的线索，科室人手不够、实习护士增加有可能导致的结果……

至此，消毒不彻底的喉镜和手卫生执行不到位，这次暴发最有可能的两位帮凶，终于浮出了水面。而背后的助推，是感控制度和要求的落实不彻底。

我们随即对此次事件进行了再次梳理，确定了这样一条传播链：这起案件的感染源是未彻底清洁消毒的喉镜，以气管插管这个诊疗过程作为感染途径，入侵感染者身体，或因医护人员手卫生执行不到位，耐药菌以手为媒介传染给了患有基础疾病或免疫力低下的易感者。

只要清除传染源，切断这三者之间的联系，就能控制暴发。

于是，ICU 在我们的指导下，于 9 月 3 日暂停收治患者，并进行了有针对性的整顿。经过 1 个月紧张有序的整顿后，从 9 月 1 日到 12 月 31 日 ICU 内没有新增 1 例院内泛耐药鲍曼不动杆菌感染病例。这也证实此次整改措施的有效性。

这起疑点重重而又让人恍然大悟的暴发事件，让我们不禁陷入思考：看似平静有序的正常医疗环境下，在感控措施落实的空白地带处处暗藏杀机，背后的隐形杀手默默积蓄力量，等待时机掀起猝不及防的风暴。

感控不缺制度，缺的是制度的层层落实与监管！

纵观近几年国内外发生的影响较广的医院感染暴发事件，从新生儿医院感染事件、血透感染事件、眼球摘除事件，到人类免疫缺陷病毒医院感染事件，其本质无一不是对感控制度和要求的漠视，认为医院感染防控事不关己，报以侥幸心理，对感染防控工作应付了之，甚至有抵触情绪。此外，有效且强有力的监管机制的缺失，进一步加剧和推动了这类严重的医院感染相关事件的发生。

一次严重的医院感染暴发事件，对医院来说，是一场灾难；对患者来说，更是一场灭顶之灾。感控的有效落实，离不开感控专职人员的专业知识、细致和责任心，更需要的是临床医护的理解和支持，只有这样，医疗机构才能够在利国利民的感染防控道路上越走越远。

（陈松婷）

蝶舞新生，
未来可期

　　记不得有多少次，妈妈曾问上高三的我："孩子，你打算大学学哪个专业？"我坚定且不假思索地回答："反正不当老师，不学医。"

　　那一年是 2003 年，我 18 岁，高考提前 1 个月，当我正头悬梁、锥刺股地复习时，一个让人们陷入恐慌的事情，正在悄无声息地蔓延。

　　那天正在上第 4 节课，突然袭来的沙尘暴笼罩了整个校园，窗外天昏地暗、狂风肆虐、飞沙走石，教室玻璃上噼里啪啦的声响淹没了老师的讲课声。这是世界末日要来了么？课间时还是阳光灿烂，怎么瞬间就乌云蔽日了呢？伴着下课铃声，班主任健步如飞地踏上讲台，微喘着向我们宣布："因为非典疫情，学校全面封校，除参加高考的学生，其余学生立即回家。"

自此，我们与外界的联系只剩下教室前方那台小小的电视机，在每天有限的看电视时间里，播放的都是医务工作者英勇无畏，全国人民众志成城，共同抗击非典。我第一次真正体会到，在灾难面前，那些逆行者中总是会有军人和医务工作者，他们都是在用生命守护生命。不知从哪天起，报考医学院校、成为白衣战士已成为我人生的目标。

神经外科，是我梦想照进现实的地方。当我穿上白大衣，戴上燕尾帽的那一刻，我感觉自己真的变成了天使，而这里就是我要守护的地方。

在每天马不停蹄地工作中，特别是在院感科老师检查时，当老师黑着一张脸说这个积液杯位置不对那个敷料该换了……我内心想的是："忙都忙死了，迟点换有什么关系，真是站着说话不腰疼。"

每一个忙碌的夜班，每一次考试检查，每一个不能与家人共度的节日，让我一次次想放弃。然而一个叫萱萱的小患者，让我改变了想法。原来医护患之间的缘分，不仅仅是目送他们的背影渐行渐远。

第 1 次见到萱萱是在一个秋日的午后，阳光穿透窗廊，扎着朝天辫的小女孩依偎在妈妈怀里，眨着乌溜溜的大眼睛匹处看，眼里有好奇、有腼腆，还有一点点害怕。不得不感叹造物主的神奇，肉嘟嘟的小脸、流光溢彩的双眸、粉嫩嫩的小嘴，像个误入凡间的小天使。抽血时，她会用她那稚嫩的、不甚清楚的声音说着："阿姨，呼呼，呼呼。"后来，萱萱跟我们熟了，还会软软地对我们说："阿姨，等我长大了我也要穿上你的这种白裙子，给别人打针。"

萱萱患的是胶质瘤，这种肿瘤就像地里种的韭菜，割完一茬还会再长一茬，术后复发率非常高，更何况萱萱的胶质瘤还是恶性度极高的髓母细胞瘤。萱萱父母无法面对现实，决定带她再去其他医院试试。

再次见到萱萱已是1年以后，同样的阳光灿烂，病房一派岁月绵长、人间静好的气氛，急促的电话铃声打破一室的静逸。120送来一名小患者，2岁半，胶质瘤术后，出现呼吸困难、瞳孔散大。我们立即组织抢救，气管插管、心肺复苏，上呼吸机，注射甘露醇、升压药，经过3小时的抢救，小患者的病情终于平稳。当我们有时间见到小患者父母时才惊讶地发现，这个小患者竟然是萱萱。我无法相信自己的眼睛，骨瘦嶙峋的孩子一动不动地躺在对于她来说宽大无比的病床上，那还留有一条缝隙却永远无力睁开的双眼，那被插管压出溃疡的毫无血色的嘴唇，那因发热全身潮红、毫无反应的小小身躯，竟然是萱萱。我已无法从她身上找到半点曾经萱萱的样子，在我印象中那个爱笑、眨着大大的眼睛叫着阿姨、像小天使一样美丽的女孩，竟是现在这个浑身插满管子、依靠机器活着的孩子。

萱萱是在某医院行胶质瘤切除术，术后持续发热、意识障碍加重，才紧急送至我院的。胶质瘤切除术后感染，这一噩耗对于已经处于崩溃边缘的萱萱父母来讲更是雪上加霜。

日子一天又一天在大家的煎熬中度过，萱萱的病情一直没有起色。有一天，萱萱爸爸说，他们全家人商量决定带萱萱回家，1年多的求医之路，他们的经济、心理已经无法支撑这条看不见希望的治疗路，他们不想让小萱萱每天依靠各种仪器、管路痛苦地活着，他们已知道萱萱是一个没有未来的孩子。盼望奇迹，希望她可以再长大一些，可以多看看这个对她如此不公又如此美好的世界；希望她可以再长大一些，可以有自己的主观意识，为自己做决定；希望她可以再长大一些，可以去学校上学，可以听听上下课的铃声；希望她可以再长大一些，医学发展得快一些，可以为她开辟一条生命的路。

后来萱萱爸爸开着车，妈妈抱着萱萱坐在后座，车子慢慢地驶出了我的视线，眼泪已模糊了我的双眼。

萱萱走了，就像来时一样未引起任何波澜，一切又回归于往日的忙碌，可那压倒骆驼的最后一根稻草，已成为我心中永远的痛，让我无法释怀。手术做得再完美，术后护理再精心，都抵不过一个感染。

据文献显示，国内颅脑外科手术部位感染的发生率为3.26%～9.4%，在欧洲地区的发生率为6.34%～14.8%。英国学者研究结果显示，在手术死亡患者中，77% 与手术部位感染有关，每年因此造成的经济损失高达 100 亿美元。我也查阅了医院的院感通讯，我科手术部位感染发生率为 6.74%，仍然有很大的改进空间。

感控之路的艰难，难在观念的转变，难在不得其法，难在不懂坚持。作为感控护士我不是一个人在努力，而是依靠大家的力量。在院感老师的帮助下，与科主任、护士长沟通，每天晨交班后用 5 分钟的时间学习感控知识，我不再照本宣科地讲，而是用一些更容易被大家记住的方法。比如手卫生，为了提高依从性和正确性，用荧光粉演示，让大家亲自体验，看看标准 7 步洗手法与非正规洗手法的区别，感受手卫生的重要性。日复一日，每天的院感一课已成为我科的惯例。

为降低 I 类切口手术部位感染发生率，院感科牵头，神经外科、手术室、医务处、护理部成立专项改善多学科团队。运用品管圈进行质量控制，根据柏拉图得出：术前备皮欠规范、预防应用抗菌药物时间延迟为首批改善重点。

剃头师傅薛爷爷在我院工作 30 余年，没有受过规范培训，全凭经验。剃头虽然能做到一人一刀片，但是刀柄却并没有进行消毒处理；操作前也没有对头发进行清洗；所有患者均需使用剃刀剃头，并且备皮时间不定，有些在术前一天就已经完成备皮；虽然备皮后手卫生做得很到位，但是在备皮前并未洗手。

通过循证，我们制定了新的备皮流程，在时间、方法上也都有了明确的要求，可具体实施起来又出现了问题。薛师傅说："你们懂什么，只有用剃刀才能剃干净，我剃过的头比你们吃的饭都多，被砍成棋盘的头我都能剃，你行吗？"与薛师傅沟通不好，索性我就自己做。我开始按照流程，术前为患者洗头，用剪刀剪短头发，术区改剃为推。精诚所至，金石为开，现在薛师傅已经能够按照规范流程执行了。

经过 8 个月的努力，I 类切口手术部位感染率下降了两个百分点。可别小看这两个百分点，这意味着神经外科全年手术 900 多例，减少 18 例感染患者。

"感控进步人人有责，感控提升人人有功。"一年一度的医院感控文化宣传周活动，从院级的顶层设计到医护的落地执行，让感控文化深入人心，更让我坚定了一颗感控之心，让我在茫然无措间坚定了前进的方向！

冥冥之中，命运是这般巧合。2020 年新冠肺炎疫情暴发，我第一时间报名驰援武汉，这是对我的考验，也是我在履行当年青春时许下的承诺。

到了武汉，来不及休整，培训后就开始了紧锣密鼓的工作，在重症隔离病房，绝不止是穿上防护服、戴上护目镜操作不便这么简单，语言不通是摆在我们面前的第一道难题。无论我们说什么、怎么说，一些患者爷爷奶奶就是听不懂，只能边喘边咳、虚弱无助地望着我们。于是组长在我们的微信群里发武汉方言常用语，我们下班后就练习，虽然仍不会说武汉话，但基本能听懂。我能知道爷爷奶奶不想用纸尿裤是怕以后离不了，不吃水果不是因为不喜欢而是咬不动，拒绝抽血是因为怕疼……我会耐心地告诉他们，我上班也穿纸尿裤，还会把自己盒饭里的橙子留给他们，抽血时也会耐心寻找血管，确保一针见血。爷爷奶奶们虽然仍听不懂我说什么，但每次抽血，都会对着我竖起大拇指说谢谢。

俗话说祸不单行，年近花甲的叔叔哭得像个孩子，哭着哭着又会忍不住发脾气，工作空暇时，我就会陪他聊天，得知他担心自己86岁的母亲一人在隔离点，怕老人家照顾不好自己；担心确诊的妻子还没有住院；担心娇宠长大的儿子在隔离点如何生活……他说他是家人的依靠，可他现在躺在病床上什么也做不了，而且屋漏偏逢连夜雨，已缓解多年的痛风也再次发作，疼痛与担心家人折磨着他。我用自己掌握的心理学知识，以及从山西寄来的心理干预系统对他进行心理干预。后来，妻子已经入住火神山医院，母亲和儿子在隔离点生活得很好时，叔叔给我讲他工作的趣事，说他在单位常常开导别人，还说了工作中的小秘密，我答应他一定保密。

每天的工作很累，每次下班脱下防护服，里面的衣服湿得能拧出水，但是每当看见患者的病情一天天好转，就会无比欣慰。使用无创呼吸机的她，吃饭、喝水、大小便都需要辅助，她输液时无力抬起的胳膊让我记忆深刻。经过悉心治疗，从呼吸机到鼻导管，从卧床不起到活动自如，她慢慢康复了。她拿出手机为我俩拍了合照，对我说："妹妹加个微信，我们交个朋友吧。"

疫情来袭，每个家庭都承受着伤痛与无奈，但是有国家的大力支持，让千家万户得到最好的照顾。记得有位女患者满面焦急："护士，我要出去一趟，我必须马上出去，我爸爸病情加重，需要转院，120要求必须有家属，我妈妈也住院了，实在没有办法，我必须出去。"得知此事，护士长联系了她所在的社区，几经周折，社区帮忙做好转院相关事项，她父亲得到积极治疗，她默默地流泪说，感谢政府为她所做的一切。

每当回忆起当时的经历，一位婆婆总会闯入我的脑海，她总不配合治疗，不吃降压药，自己调快液体，时不时冲出病房大声咆哮。无数次的交流得知婆婆的老伴也住院了，她很担心，经过疏导，婆婆积极配合治疗很快好了，说："孩子，把这钱拿着，买好吃的。"为了打消婆婆这个念头，着实花费了队友好多心思。

有人说："时代中的一粒灰，落在一个人身上，可能就是一座山，这座山成为很多人生命中不可承受之重。"

他们与病毒奋力抗争，承受病痛的同时满怀感恩。阿姨忍着腰疼不让我扶她，说："姑娘，别过来，我怕感染你。"大爷想找人说说话，又怕感染我，说："传染力太强了，你别站这里，你到床尾，我比较放心。"经过治疗她顺利出院了，说：'真想看看你们到底长什么样。"他们说得最多的是："谢谢，谢谢山西医疗队，谢谢伟大的祖国。"我说："这是我应该做的，是我的职责，是我的义务，是我无悔青春最浓墨重彩的一笔。"

为何我义无反顾，勇往直前；为何我招必来，来必战；因为我们有最可爱的人民，有最坚强的后盾；我是骄傲的，我们胜利完成任务。在武汉的日子里，我继续践行着感控护士的职责，从细节做起，从点滴做起，患者零死亡，医护零感染，是我们交上的最美答卷。

现在是凌晨 2:15，刚接到通知，要对我省某区开展全员核酸检测，4:35 分医院门口集合。在疫情常态化的今天，我们随时待命，随时出发。

我坚信心有所暖，何惧悲伤；爱是阳光，一路芬芳。在努力中蜕变，在坚持中成长，如我行走的感控之路——蝶舞新生，未来可期。

（李　婧）

一块破棉布，
一个大项目

　　你相信吗？想要成为一个称职的感控人，还需要成为一个管理项目的好手！

　　平时我们听过楼盘项目、工程项目，大一点如 863 研究项目、港珠澳大桥项目，感控也会有项目吗？事实上，知名创新大师汤姆·彼得就曾经说过："当今社会，一切都是项目，一切都将成为项目。"著名的质量管理专家约瑟夫·莫西·朱兰更是简单明了地指出，一个计划要解决的问题就是项目。很明显，对于院感工作而言，解决问题是我们每天都要做的事。我们要解决降低呼吸机相关性肺炎发病率的问题，解决医务人员手卫生依从性提高的问题，甚至要解决医院感染暴发等问题。而只要解决问题，我们就是在做项目，只是"不知其实是项目，只缘身在此山中"罢了。

众所周知，普通棉布作为最终灭菌包装使用由来已久。消毒供应中心 3 个规范明确要求，普通棉布除四边外不应有缝线、不应缝补。但在实际工作中，还是会有人心存侥幸、铤而走险，将极少数出现小洞的棉布缝缝补补后作为里层包装使用。这当然是有风险的，不仅有使用风险，还因为院感科每月都要开包查器械，只要查到了可是罚款的！

2016 年 7 月的一次例行检查，还真被我们查到普通棉布的违规使用。尽管当班护士急忙承诺一定不会再次出现此类问题，但去无二门，当月他们仍受到了相应处罚。可接下来的事情远远没有我们想象得那么简单！

"喂，院感科吗？我们供应室七月份考核扣分是怎么回事儿？"供应室护士长在电话中愤愤地说道。

我们刚把扣分原因说完，那边紧接着就说："手术室自己棉布不够，又等着要器械，你说怎么办？"这气场，可比酷暑 8 月的阳光强太多了！

一边是国家规范的要求，一边是等着做手术的患者，总不能把患者摆在手术台上吧？于是，我们找到手术室护士长，看能不能多准备一些棉布。可万万没想到，新问题又来了！由于医院织物清洗服务外包，棉布洗涤损耗有所增加，偶尔还会遗失，导致科室在添置棉布方面的成本大幅增加。一方是基于成本控制不愿多领棉布，一方面则是无棉布可用。至于不使用带补丁的棉布，在这种情况下是不能完全保证的。

在调查中我们突然意识到，虽然是棉布的小问题，但牵涉到的却是整个院内外流通和使用的系统问题。问题虽小，但关系重大！要解决这个问题，就要完成一个优化医疗棉布管理的项目。

为此，我们向业务院长汇报了带补丁棉布作为灭菌包装材料潜在风险，向后勤院长汇报了棉布损耗问题，要求会同相关科室共同参与解决。通过反复沟通，领导认同了我们的想法，自然我们也顺理成章地成了"项目经理"。我们很快召集各科室开会讨论解决方案，大家对棉布应归属科室的问题争论不已，核心在于棉布损耗大，科室成本和管理职责加大，因此供应室、手术室都不愿接手，第一次会议无果而终。正如我们常说的那句话，一谈钱就不亲热了。

为解决损耗问题，我们再次同医院总务科对洗涤公司进行现场调查，了解其工作流程及使用的消毒剂、洗涤剂。调查中我们发现，由于棉布可能在手术过程中被患者的血液污染，因此洗涤公司常规要使用含氯消毒液进行预处理后，再进行高温洗涤。而规范要求，采用热洗涤方法时可不做化学消毒处理，否则可能加速棉布老化破损。所以，我们立即将该情况反馈给洗涤公司，并要求其改进洗消流程。在初步解决了损耗的情况下，我们再次召集相关科室就棉布流通管理进行讨论。在这次会上，大家终于就不使用破棉布打包的目标达成一致，虽然棉布仍归属于手术室，但细化了各方职责。对洗涤公司而言，应对棉布破损情况进行检查，破损棉布清洗消毒后应送回供应室做报废处理，但遗失棉布照价赔偿；对手术室而言，领用足够的棉布供手术室使用；而供应室则应严把棉布质量关，防止出现破损棉布再次使用的情况；对总务科而言，除了考核洗涤公司遗失棉布以外，还应逐步将异常洗涤损耗率纳入考核；对院感科和护理部而言，应继续加强对灭菌包装的督察。通过两年多的运行，供应室已杜绝使用带补丁棉布作为最终灭菌包装材料。

这个项目终于取得了成效，参与整个过程中的每个人也深深地体会到，目标一致、沟通协同、权责明确、计划推进的项目管理思维成就了这项工作。感控工作，归根结底就是有效组织和合理配置资源的系统工作，这不仅是一个项目经理需要具备的专业能力，同样也是我们每个感控人的必修课。

（罗　鑫）

感控携手临床，
助力患者健康

王阿姨今年 60 岁了，痔疮已经困扰她好多年，她一直强忍着，总想着能省点儿是点儿。这次是实在忍不了了，才来医院治疗。

王阿姨用手捂着屁股，一瘸一拐地来到肛肠门诊，嘴里痛苦地呻吟着。作为一名有多年临床经验的肛门科护士，经验告诉我，王阿姨可能是痔疮犯了。

我急忙迎上前搀扶她："阿姨，您哪里不舒服？"王阿姨指了指肛门的位置，面露难色地说："这里好痛！""阿姨，您别着急，先到这边来让医师给您检查检查。"我赶忙边安慰她边把她送进了诊室。

经过检查，医师做出了"血栓性外痔"的诊断，并下了需要中药坐浴治疗的医嘱。王阿姨疑惑地看着我问："什么是中药坐浴治疗，我还是第一次听说呢。"我耐心地跟她解释："王阿姨，中药坐浴是一种新的治疗痔疮的方式，我们医院2012年引进了一批中药坐浴机，患者可结合我院研制的特色中药'苦劳汤'进行坐浴治疗，从而有效地缓解痔疮带来的疼痛。"王阿姨听了，面露喜色："不用打针吃药，听起来很好呀，赶紧试试去吧！"

于是，我领着王阿姨来到了中药坐浴室，给她递了一个坐浴盆，嘱咐她说："这个坐浴盆是新的，专人专用，用完这次后，自己洗好消毒，下次坐浴带过来。"王阿姨愉快地应了声，就径直走向了坐浴间。然而，她打开门后，愣在了那里，支支吾吾地说："姑娘，这不是马桶吗？我要坐在马桶上坐浴吗？这个马桶干不干净呀？每个人都用这个马桶？我可不敢用啊！我怕马桶脏，会得病！"

面对阿姨的连环式疑问轰炸，我笑着解释道："王阿姨，这可是个神奇马桶呢！好多患者用了它以后，痔疮就不痛了！您说得没错，您是要坐在这马桶上治疗。但您大可不必担心，虽然很多患者都使用过这一台坐浴机，但我们都会严格把关用后的消毒问题，每位患者使用专用的坐浴盆，坐浴结束后，护士会立马对坐浴机的里里外外进行消毒才给下一个患者使用的。所以，王阿姨，这台神奇马桶已经彻底消毒干净了，请您放心使用吧！"

王阿姨所担心的重复使用坐浴机会发生医院感染问题，也是我们医院关注的问题。我们医院在引进坐浴机之初，就请院感科开展了前瞻检测，确实发现坐浴机的用水检出了大量细菌，甚至还有铜绿假单胞菌。但我们医院院感科立即组织临床医护人员和厂家技术员共同查找原因。很快就查明了水污染的原因。原来是坐浴机的结构出了问题，坐浴机的开口原来是开放式的，患者坐浴时和空气中的细菌可能会造成逆行污染，并且水箱里的水经过一个晚上的静置后可能会产生大量细菌。查明原因后，厂家立即对坐浴机进行了整改。首先，在出水口安装单向水阀，保证坐浴时的水不会逆流到坐浴机中；其次，在水箱增设了消毒注液口，方便每天都对水箱进行消毒。经过这次整改，院感科再次进行了检测，检测合格后我们才投入使用。而且，为了保证医疗安全和感染防控常态化，我们制定了坐浴机消毒管理制度与操作流程，明确职责，加强培训，落实坐浴盆专人专用，坐浴机表面一人一消毒，水箱每天消毒，定期监测等防控措施，迄今未发生因坐浴治疗导致的医院感染病例。

王阿姨将信将疑地看着我说："真的吗？那好吧。"说完，王阿姨轻轻关上门，开始进行坐浴治疗。过了一会儿，王阿姨一手拿着她的坐浴盆，一手在空中挥舞着叫我："姑娘，太神奇了！痔疮真的不痛了！"说完，还三步并做两步地走上前紧紧抓住我的手说："谢谢姑娘，谢谢你们！"

看着王阿姨满脸笑容，我心里也跟着高兴，连忙对她说："您别客气，这是我们应该做的，您下次记得带着您的专用坐浴盆过来哦！"王阿姨微笑地点点头，转身离开了。

看着她开心的背影，我不禁思考，如今"健康中国"理念已经上升为国家战略，构建一个健康安全的医疗环境迫在眉睫。然而，健康安全的医疗环境不是一个科室能够单独完成的，需要多学科联合构建。这次与院感科等部门的多学科合作，不仅解决了我们坐浴机水污染的问题，还彻底转变了我们科医务人员的感控观念与行为。

针对这件事，我们和院感科还专门撰写了以下七言律诗，呼吁各临床科室与院感科一起携手，齐心协力，积极预防和控制医院感染，共同推进患者健康安全。

痔疮病痛苦难言，中药坐浴显神通。

浴盆专用防感染，机子一用一消毒。

先冲后刷加氯剂，消毒监测遵规范。

高危环节严防控，隐患萌芽早消除。

院感管理重预防，制度落实是精髓。

宣传教育树理念，全员培训行为变。

感控临床齐携手，助力患者大健康。

（胡新梅　农彩芬）

跟着青春的步伐，
迈出感控的"一厘米"

"人的一生应该这样度过：当他回首往事的时候，不会因为虚度年华而悔恨，也不会因为碌碌无为而羞愧。这样，在临死的时候，他就能够说：'我的整个生命和全部精力，都已经献给世界上最壮丽的事业——为人类的解放而斗争。'"这段脍炙人口的语句出自名著《钢铁是怎样炼成的》。

我国医院感染防控事业从 1986 年奠基开始，已经茁壮成长 30 多年，作为一门新兴学科，感控这位 80 后青春正当年，而我们这些与感控同龄的 80 后也正值青春韶华，正是"炼钢"时。

2015 年，中国女科学家屠呦呦获得诺贝尔生理学或医学奖，成为中国科学研究在世界科学领域上的一面旗帜。那一年我 27 岁，博士毕业，正值风华正茂时。网络上看过这样一组推文：想象一个圆圈代表人类所有知识的范畴，当我们小学毕业时了解了其中的一小部分，高中毕业时了解了更多，大学毕业后我们有了自己的专业，然后继续在自己专业方向深入地学习获得了硕士学位，进而再通过不断地积累和更深入地研究，你在某一个领域到达专业知识的边界从而取得了博士学位。在之后的一段时间里，你也许会发现自己被困在了边界之内，但只要这个时候你没有停下奋斗的脚步，也许在几年甚至几十年后，终于有一天，你将这条坚实的边界向外扩宽了一厘米，也许这个突破很小，但是别忘了，正是我们身边各个领域的一代代青年人用他们的青春拼搏而推进的这一个个"一厘米"，推动着我们人类知识的进步。毕业后，我从一名学生变为了一名感控人，预防和控制医院感染是所有感控人的初心，我想将我之所学回报感控事业，减少医院感染的发生，在感控事业上也能拼搏出如此绚烂而多彩的"一厘米"。

2016 年，我 28 岁，在父母的支持下在武汉买了房，从一名武漂变成一名武汉人，扎根于这座城市。

随着对感控工作的逐步了解和深入思考，我认识到医院感染暴发是医疗安全不可触碰的红线和底线。近年来发生的多起医院感染暴发事件，也许只是冰山一角，每当看到这样的新闻我都会觉得痛心。有研究表明，有 2%～10% 的医院感染以暴发或聚集的形式发生。1966—2010 年美国和英国共报告医院感染暴发事件 2 322 起，平均每年有 52.8 起。而在近 40 年中，我国公开公布的医院感染暴发事件有 465 起，平均每年报告 11.6 起。乍一看，我们国家医院感染暴发数量仅是英美国家的 1/5，在人口全世界第一的泱泱大国，比起欧美发达国家来看这个成绩似乎很理想。但是，真的如此吗？是我们的院感暴发事件真的预防控制很好？还是有很多院感暴发我们并未发现呢？医院感染暴发在我国有可能被低估，有一部分的医院感染暴发可能未能被准确、及时地发现。

在从事医院感染的监测工作中，我逐渐意识到医院感染的诊断往往有一定的滞后性，而基于滞后的诊断病例进行监测，实际上很难早期发现医院感染暴发的苗头。这也许就是问题的关键所在。那么，是否能够不依赖于诊断病例，找到一套合适的监测指标体系，再结合适当的计算方法来实现对医院感染暴发的早期预警呢？这就形成了一个科学问题。如果能够在早期就发现暴发的苗头，那么就可以通过早期的干预措施避免更多的感染，避免患者更多的痛苦，甚至挽救患者的生命。由于攻读博士学位时一直研究疾病的监测与预警技术，于是我决定用我所学来攻克医院感染暴发监测预警滞后性的难题。

2017 年，中国共产党第十九次全国代表大会成功召开，"不忘初心、牢记使命"成为我们一直秉承的工作宗旨。那一年，我 29 岁，结婚成家，从一名单身青年变为一名丈夫，与我的爱人一起承担起共建家园的责任。

也是在那一年，在确定了要攻克的科学问题后，我开始着手探寻与医院感染有关联性的监测指标。抗菌药物使用、病原学送检、影像学指标、症状体征表现……每一条数据、每一个指标都需要经过数据预处理、筛选、去噪、数据变换等一系列的处理，再与医院感染病例监测数据进行一一对比，完成趋势性检验、关联性分析。这是一个漫长而枯燥的过程，尤其是数据预处理有大量的手工重复性工作，往往辛辛苦苦好几天都没有找到合适的结果，时常也会有灰心、有失望，也会质疑是否有继续的必要性。这个过程有点像挖矿，需要的是耐心和恒心，更重要的是不忘"攻坚克难"的初心和牢记"感染防控"的使命。自己也时常劝说自己再坚持坚持，黎明总在黑夜之后。有幸功夫不负有心人，那段时间，在回顾性地观测了数十个科室、数百条指标，以及数千个时点的监测数据后，终于筛选出十几个与医院感染病例监测数据具有关联性的指标。这些监测指标与医院感染病例监测数据具有联动关系。而找到了关联性指标算是一个阶段性的胜利，证实了利用关联性监测数据对医院感染病例的聚集变化进行预测和预警，这在理论上是可行的。

2018 年，历时 8 年多的建设，被称为桥梁界珠穆朗玛峰的港珠澳大桥建成通车，百度阿波罗人工智能无人车队在港珠澳大桥上穿行而过。逢山开路，遇水架桥，中国重器越来越成为国人心中的骄傲，人工智能也成为当下的热门技术。那一年，我到了而立之年，我的女儿出生，我成为一名父亲。

也在这一年，在前期研究中筛选出关联指标以后，我开始探索怎样将这些关联指标联合起来发挥最优效果。于是我想到了以机器学习为核心的人工神经网络模型。人工神经网络是人工智能的核心基础，基于对历史监测数据的学习，挖掘数据间的联动规律，通过人工神经网络反复地反馈调节从而构建预警模型，成为一种可行的方法。然而对于一个医学专业的人来说，要跨界研究人工智能模型需要学的东西还太多太多。为了能够更深入地了解人工智能技术，在一段漫长的时间里，只能沉下心来重新做回一名学生，学习新知识。那个时候，每天在上下班通勤的地铁上，利用碎片化的时间，从人工智能的起源、发展、最初的感知机模型、人工神经网络模型到后来更高级的深度学习等，进行系统的学习。经过一段时间的学习，掌握了一些模型的应用方法，于是我结合前期已经筛选出来的关联指标，设计构建了一个人工神经网络模型。再经过一番模拟和反复地测试之后，当看到这个预警模型对医院感染病例监测数据的预测效果似乎还挺不错的那一刻，真是振奋人心的一刻。对我来说，拥有了预警模型就是又向前方迈出了重要的一步。

2019 年，中国女排连胜 3 局，击败劲旅阿根廷队，再次拿下世界杯冠军，顽强拼搏、永不服输、永不言弃的女排精神曾经激励了一代又一代的人，这一次再次彰显了国人奋斗拼搏的时代印记。那一年，我的父母相继退休，为他们工作的奋斗拼搏画上休止符，而我接过父母奋斗传承的接力棒，继续拼搏向前。

为了实现医院感染的前瞻性监测预警，需要利用前期已经总结筛选出来的检测指标体系建立一个信息化预警平台，通过预警模型来对监测指标的实时数据进行自动化运算，来完成预警。而要开发这套预警平台，充足资金支持是关键。对于青年研究者，国家自然科学基金委员会的青年基金往往是获得启动资金的首选。然而，在尝试着争取青年基金的资助的道路上却是屡战屡败。每一次的失败我都安慰自己，再坚持、再坚持，黎明总在黑夜之后。重新振作精神，总结失败经验教训，在那象征着永不言败的女排精神鼓舞下，继续整装待发，屡败屡战。在一次又一次、反复地完善研究设计和踏实地积累研究基础后，也许到最后这临门一脚还需要那么一点点的机遇。

2020年初，又是一年冲击国家自然科学基金的冲刺时刻，然而突如其来的新冠肺炎疫情却打乱了一切的节奏。武汉，成了疫情的风暴中心，疫情防控的遭遇战没有给人留下丝毫的喘息之机，作为一名感控人，肩负着感染控制的职责，我也加入到了这场防控人民战争之中，成为一名抗疫逆行者。

疫情初期，面对新型的病原体，到处弥漫着慌张和恐惧气息，帮助一线医护人员克服恐慌情绪也至关重要。与一线医护人员并肩战斗一段时间后发现，不少医护人员心理的恐慌和不安来源于对隔离病区内环境安全性的担忧。他们穿戴好防护用品后，会再用医用胶布将防护用品严严实实地粘在一起，总是担心狡猾的病毒会乘虚而入。为了打消他们的顾虑，我们感控人使用气溶胶病毒富集采集器对隔离病区内各区域进行定期采样监测，并将检测结果及时反馈给医护人员。当一线医护人员知道到周围环境的监测结果安全后，恐惧感也都渐渐地消失了。还记得当时援鄂医疗队员们看到我们在隔离病区内采集气溶胶时，都纷纷为我们点赞，说有感控人在心里就会特别踏实。那一刻觉得我们所有的付出都是值得的。在这场全民抗疫战斗中，中国人民众志成城，迅速控制住了疫情的蔓延，为全世界的防控做出了重大贡献。

　　总结这场战斗的经验教训，国家卫生健康委员会提出：建立传染病多点触发监测预警机制成为健全我国公共卫生应急管理体系的当务之急。需要大力扶持基于大数据的感染性疾病监测和预警技术的研究和创新。对我的研究来说，这就是一份难得的机遇，也就是在这最艰苦的一年，我的研究项目终于获得了国家自然科学基金的资助。回顾整个过程，心里五味杂陈，庆幸自己没有因为过去一次又一次的失败而停下脚步。机会总是留给有准备的人，感谢国家政策的支持给我提供的机遇，也庆幸自己一直坚持了下来，终于在机遇到来的时候抓住了它。

2021 年，我国新冠肺炎疫情已经取得了决定性的胜利，新型冠状病毒疫苗也相继问世，全民接种也正有序进行。于我而言，过去的 5 年已成为青春的序章，我从一名武漂成为一名武汉人，成为一名丈夫，一名父亲，一名抗疫逆行者，但更是一名感控人。未来的路上，还将不忘"攻坚克难"的初心，牢记"感染防控"的使命，继续拼搏奋斗的步伐，续写青春的篇章，努力推动感控事业边界上的那"一厘米"。

我希望，30 年后，能够像保尔·柯察金说的那样，当回顾自己的青春过往时，不会因为虚度年华而悔恨，也不会因为碌碌无为而羞愧，能够将自己最宝贵的青春献给医院感染防控这最美丽的事业。

（范允舟）

拿什么拯救你

我是一名感控医师。

在医院，我经常会因为患者的医院感染相关情况和其他专业的医师产生意见的分歧。我家里也有一位其他专业的医师，我的先生是一名心脏外科医师，每次美其名曰要跟我讨论他术后的患者有没有发生医院感染？培养出的病原体是定植菌还是致病菌？是否都需要治疗？他总是会站在不管敌方是何种病原菌，都给予全出击、广覆盖的打击方案，那种不容置疑的言论，真的非常影响同志间的团结和家庭的和谐，友谊的小船完全是"说翻就翻"。

2019 年 2 月，一个寒冷的冬夜，正当我们又因为类似的问题激烈互怼并附上了输家给对方洗 1 年袜子的巨大赌注时，一阵急促的电话铃声打断了我们。正是这个电话让我经历了人生中最难忘的一段历程。

一名怀孕 6 个月的孕妇，30 岁，高热 39℃，严重呼吸困难，从医院急诊收入重症监护病房（ICU）。从临床经验来看，很有可能是流感，患者在急诊气管插管后迅速转到了 ICU。很快，一系列的急诊检查结果提示，患者有甲型流感、重症肺炎，肺部感染进展非常快，进一步的治疗措施对孕妇和胎儿来说都是未知的巨大挑战。一位准妈妈对于家庭意味着希望和未来，而孕妇的病情与诊疗对于医务人员，更意味着极大的考验。这个晚上，我的心情是暗紫色的，就像她嘴唇发绀，沉重而压抑。

ICU 医师立即召感染科、产科和我们院感部医务人员参加了患者的会诊，根据患者的病情制订治疗和进一步的流感防控、院感防控的方案。大家都非常清楚，如何落实重症流感的及时治疗和恰当的院感防控措施，关乎着患者和医务人员的双重安全，一方面对于这样的危重患者，任何一种医院感染的发生，都有可能成为压死骆驼的最后那根稻草；另一方面，若不做好流感的院内防控，医务人员也可能遭殃。

经过多学科讨论，大家一致认为除了继续使用奥司他韦治疗之外，严格的院感防控落实必须到位：单间隔离，限制人员出入，尽量安排已注射过流感疫苗的医务人员诊治患者，更加规范地使用外科口罩和N95口罩，严格执行好每一次手卫生，做好患者床旁环境与物表的清洁消毒并及时完成消毒效果监测。这一项项最基础的感控措施，在那一刻显得尤为重要。

也是在那一刻我切身体会到，我们早期针对流感防控进行的全院宣教、早期防范以及由医院买单提前为医务人员接种流感疫苗等预防措施，更是显得那么及时和弥足珍贵！它们带来了生命的希望，多么希望我的心情能一直像那一刻，是代表希望的蓝色。

但这注定是一场艰难的博弈。孕妇和胎儿的情况都不太好，给家属仔细交代患者病情后，家属慎重思考最终做出了"全力救治大人"的决定。入院第 4 天，仍处于昏迷的患者出现宫内窘迫，在产科医师的协助下娩出一名死胎，是一个已经成形的男孩儿。看着那一幕，不可名状的心酸涌上我的心头，就像当时窗外寒风凛冽的冬夜，是凄冷的青色。

而患者仅使用呼吸机已无法维持血氧饱和度，需要使用ICU 的终极治疗手段：体外膜氧合器（ECMO），也就是人工肺治疗。这是近年来使用越来越多的治疗手段，也正是如此，如何防控人工肺治疗期间相关的医院感染，成为大家关注的焦点。幸运的是，我和我的同事们经过前期与 ICU 医师梳理风险点、收集资料、大量查询文献，并针对我们医院近几年做人工肺治疗的患者开展了医院感染的临床研究，我们发现血管导管置管是其发生医院感染的独立危险因素，且随着置管时间的延长，医院感染的发生率也逐渐上升。

基于研究结果制订的院感防控方案，从患者置管开始便严格地执行无菌操作、最大化无菌屏障、加强对患者早期血培养的监测、尽早撤机、缩短置管时间。基于临床需求的院感研究，终究服务于患者，为患者带来生的希望，也给我的心情带来了一抹绿色，就像那条生命的绿色通道一样。

好景不长，真的是越怕什么越来什么，患者在计划人工肺停机之前突然出现了体温升高，伴有寒战，也在我的心中亮起了疑似医院感染的黄灯。我们与 ICU 医师共同评估了患者病情和所有的置管，决定拔除人工肺的置管，同时送检血培养和导管尖端培养，经验性抗感染治疗并结合患者培养结果精准调药，所有的治疗和防控都在一一践行着。

终于，入院第 10 天，患者病情明显好转。所有的指标开始有了夏好的指向。我的心情也变成了暖暖的橙色。入院第 20 天，心情一片喜庆红，患者终于可以拔管计划出院了。出院这天，成都有难得的冬日暖阳，我忍不住拍了一张照片——阳光下的她，那一刻她艰难地对我笑了。看着她，我不敢想象如果再多发生哪怕 1 次的医院感染，她还能不能像今天一样地微笑？我们还有没有机会这样四目相对。

没错，她如此牵动着我的心，除开本职工作，她还是我最好的朋友。在这个故事里，我不再是一个单纯的旁观者，不再是一个纯粹的感控医师，作为家属的一员，真正体会到了 ICU 墙里墙外的不同世界。

曾经，我也是一名临床医师，我以为只有拿起手术刀、戴上听诊器、接诊一名又一名的患者时，才能拯救生命、守护希望。而这一次，当我处于家属视角，在 ICU 经历了这场生与死的较量时，我更直观更真切地感受到医院感染防控同样是拯救患者生命中不可或缺的重要保障，它为患者筑起了那一道生命的七色彩虹！

在 ICU 参与院感防控的那些日子里，我不仅一次地问自己，拿什么拯救你，我最好的朋友？拿什么拯救你，那些素未谋面的陌生患者们？我想，保障医院感染的零发生，让所有的患者安全地出院回家，对于感控人来说，这应该就是世界上最动人的誓言与最温暖的守护！

（李婧闻）

小患者，
大挑战

　　名医扁鹊在与魏文公的对话中提到"上医治未病、中医治欲病、下医治已病"，联想到我们从事的感控工作正是践行"治未病"的理念，同为没有名气的默默奉献者，如何让感控的"上医治未病"价值真正体现在临床诊疗效果中呢？

　　回顾新生儿外科收治的一对胸腹联体儿，均为女性，总体重共 4.6 公斤，肝脏相连，相连体桥长 6.13 厘米，厚 4.81 厘米，于出生后 1 天入院。联体儿的发病率约为 1/10 万 ~ 1/5 万，联体儿分离术为世界最难手术之一，约 30% 的联体儿出生后能够存活，联体儿分离术后存活率也仅为 20%。漫长的术前准备，以及因脏器分离和皮肤创面修复而可能导致的血流、皮肤、切口感染等问题，是决定手术成功与否的关键和主要难题。在治疗过程中，医院感染科与临床诊疗团队密切合作，开展日常感控查房、参与术前风险讨论，从手卫生、环境空气管理、医疗器械管理、清洁与消毒、抗菌药物使用、手术部位感染控制、无菌操作管理、术后其他感染控制等重点环节、基本流程进行梳理排查，查找薄弱环节和不足。因为剑突至脐部相连，两名婴儿只能被动侧卧，可能存在压疮和头颅畸形的风险；两名婴儿体桥张力过

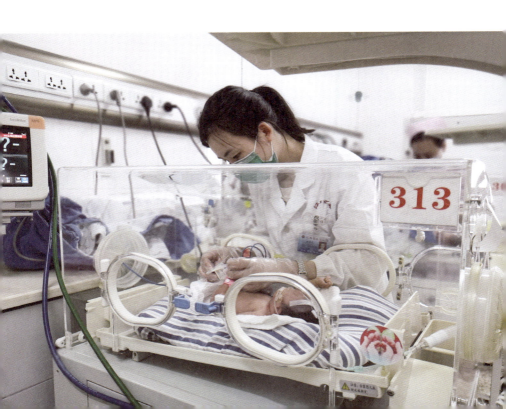

高，反瓣不足，无法达到手术自体皮瓣供应，且容易暴露黏膜而发生感染；虽然是 I 类切口手术，术前抗菌药物预防用药要不要用？怎么用？什么时候用？面对如此多的风险，我们感控团队如何保障这对联体儿的救治质量与安全呢？这是摆在我们感控团队面前的一个现实问题，具有极大的挑战性。

我们查阅相关文献，针对联体儿面临的所有感控风险，逐一列举出术前、术中、术后切实可行的感控预防措施，缩短联体儿术前准备时间，减少交叉感染的发生。我们与护理团队密切配合，采取规范消毒、适时评估，清除现有的脐部感染；为避免外源性感染，我们采取保护性隔离措施，采取了按需喂养、肠内营养，还特别强调了医护人员的行为屏障管理。

感控措施涉及医疗、护理、麻醉、患者、保洁等多部门、多岗位，真正需要落实"人人都是感控实践者"的要求。在我们多团队协作的精心呵护下，两名婴儿经过 50 多天的成长，体重从 4.3 公斤增长到 8.3 公斤，未发生新的感染，符合手术条件。出生后 56 天进行了联体儿分离术，术中出血 5～10 毫升，两名婴儿自然关闭体腔，术后第 8 天双双痊愈出院。本例联体儿术后快速康复，康复时间仅为 8 天，感控价值体现在诊疗活动的全过程、全环节、全要素中，充分证明了预防在感染控制中的重要位置，也是最经济最有效的感控策略。

愿你我不忘初心，以感控为己任，以崇高的责任感和使命感,筑牢感控防线,提高医院感染控制质量,在新冠肺炎疫情防控严峻形势下共克时艰,通过每一个决胜的防控细节,保护医务人员和人民群众的生命安全。

(谢承峰 陈思思)

浴火重生，
"感"为先

感念此生终所遇，控疾辗转夜惊心。

先自担当拼搏铸，行之无悔在杏林。

2018 年 10 月 13 日中午，一阵急促的电话铃声在疾控科办公室响起："你好，我是烧伤整形科住院总，即将有一名特重度烧伤患者转院过来，该患者有重度吸入性损伤，已行气管切开，需要贵科指导感控相关措施。"对方急切的声音打乱了我内心的宁静，我马上回复："好的，收到。"挂了电话，我愕然了，在听到"特重度烧伤"这个几个字时，仿佛自己身上的皮肤也被烧伤一般，开始隐隐作痛。这名患者到底是有多大面积的烧伤，又是怎样造成的呢？我不禁开始好奇又有些担心，脑子里想了几秒，身体的本能告诉我，要赶紧和其他医务人员一起行动起来。

做好患者转院进来的感控准备，清洁、消毒、灭菌和隔离技术等，是我们感控人必须要考虑到的，一定不能疏忽任何细节，必须严格落实。为患者准备好烧伤专用床位，在病房外悬挂好隔离标识实施保护性隔离，用干雾灭菌系统提前对病房进行预防性消毒，所有物体表面使用一次性消毒湿巾进行擦拭消毒。

很快病区入口处传来一阵嘈杂声和急促的脚步声。我们迅速跑过去，一走近就闻到一股焦肉气味，躺在急救床上的是一个头发被烧焦、面部甚至都看不清楚的患者，而他身上裹着被烧得只剩下衣领的警服。他是一名人民警察！送他来的是他的两名战友，他们很慌张地告诉我，这名只有 27 岁的小伙子是在执行抓捕纵火犯的任务中不幸被犯罪分子的火器烧伤的。听着他们的讲述，我的内心真替他们捏一把汗，别人眼中的电影情节，却是公安英雄的日常，我一定要做好感控工作，为救治工作保驾护航。

抢救小组对其烧伤情况做出了详细评估：患者全身烧伤面积达到 85%、其中Ⅲ度烧伤更是高达 70%，合并重度吸入性损伤，反复寒战、高热，咳大量含有黑色碳粒的黄色脓痰，所有化验及检查结果均提示患者存在全身感染迹象。紧急中患者补液时使用的中心静脉导管（CVC）引起了我的注意，得知这根 CVC 为院外带入，且是在受伤后紧急从创面置入的，置管时的情境不明，并且患者的穿刺处已经发红伴有感染迹象，出于控制感染的角度，我建议尽早拔除。但主治医师不愿意拔除，认为患者创面有大量渗出，这根 CVC 是患者目前唯一的静脉通路，如果不能及时补液，患者随时可能出现低血容量性休克，危及生命。

重新置管！在两难的时候这个方法很快得到大家的赞同，但是置管部位的消毒让护士犯了难，常规方法是在置管前，需要使用酒精、碘伏进行环形擦拭消毒，范围要达到整臂，可是这位患者当下恶劣的病情是完全不允许的。为了更好地治疗，我们立即请示启动多学科联合会诊，会诊专家针对置管部位的消毒提出来一个良好的建议，可以更改原有的消毒方式，先使用洗必泰进行皮肤清洗，再用碘伏纱垫覆盖 5 分钟的方法进行消毒，这样不但可以避免受损皮肤的破溃和减轻患者的痛苦，也能达到消毒效果。我也提议使用银离子敷料，在置管时遵循最大化无菌屏障铺巾，同时使用无菌纱布包裹导管送管，既能避免导管与皮肤的接触、又能预防感染。终于，我们成功留置了外周中心静脉导管（PICC）替代了原有的 CVC，补液、抗感染和支持治疗药物被及时输送到患者体内。

我们都以为胜利的曙光即将到来时，一切却和期望值背道而驰。5 天后，在进行了第 1 次切痂植皮术后，患者又开始寒战、高热，揭开敷料的一瞬间，一股刺鼻的恶臭迎面扑来，皮片与创面之间出现大量的脓性分泌物，敷料也被染成了绿色。创面分泌物中检测出了耐甲氧西林金黄色葡萄球菌和耐碳青霉烯类铜绿

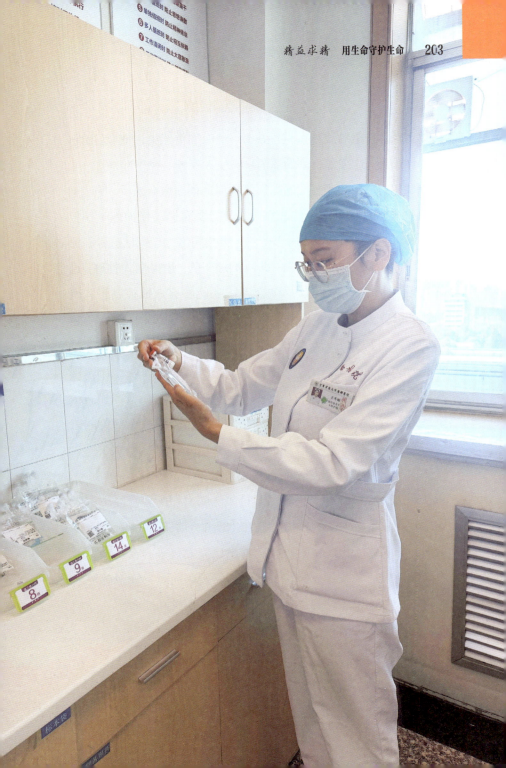

假单胞菌，感染导致细菌侵蚀皮片，继而加重感染，周而复始形成恶性循环。这突如其来的坏消息又使大家的心揪了起来。

要想打破这一怪圈，还必须要从促进创面愈合入手。除了通过调整抗生素控制内源性感染外，还需要通过医疗护理干预控制外源性感染，我建议医、护、患、属共同努力！针对患者和家属，要加强感控知识的宣教；针对护理团队，建议专人管理，这样不但有利于患者病情的及时观察，还能够有效地控制患者所接触的医务人员数量，避免病区内交叉感染；针对医疗团队，建议加强微生物标本的送检，通过微生物培养结果和药敏试验报告及时更换抗生素。在换药时，一定要严格遵循无菌操作原则和标准预防！标准预防常抓不懈，除了对手部、物品表面和病房空气进行环境学监测外，还增加了换药室台面等重点部位的监测，严把感控监测关。在传统浸浴缸消毒的基础上，增加了排放冷热水源管道内积水这一流程，为控制感染保驾护航。

通过感控团队和医护等多学科团队的密切配合，经历了疾病迁延反复、9 次皮肤移植术，在 185 个不眠不休的日日夜夜之后，患者终于出院了。英雄的救治已完美落幕，在收到患者送来的锦旗后，我越发觉得，初心如磐砥砺前行，守卫感控战线永不松懈，以感控为己任，以崇高的责任感和使命感，守护广大患者和全体医务人员的生命安全是我们的使命！

（王　逸　王冬丽　薛　凯）

细数院感人
做科研的那些好处

　　作为一个院感人，平时的主要工作基本集中于监测和督导临床科室。而作为一个院感科的新人，到临床督导是我的一个薄弱环节，因为督导不是一件简单的事情，在督导的过程中会遇到很多问题和挑战。有时候当我走进一个科室，会被问到一些让我措手不及的问题。比如在 2016 年《重症监护病房医院感染预防与控制规范》发布后，一天有位重症监护病房（ICU）的老师问我："进入 ICU 为什么不再需要穿鞋套呢？"当我听到这个问题的时候，我一时没法给出一个满意的答案，因为规范更新我是知道的，但是为什么这么更新我还真没有了解清楚，需要回去查资料才能为老师解答好这个问题。还有一天，我到 ICU 督导时看到护士在为使用呼吸机的患者做口腔护理时操作不规范，当我向她指出问题后护士说："你看我们的患者这么多，护理任务这么重，我实在是忙不过来，所以才一时疏忽没有做到位。"对于我这个新人，很多临床老师在被我督导过程中会有借口、抱怨，甚至会抵赖。老师教我的方法是尽量熟悉我们院感相关的规范标准，遇到这种情况时直接说出规范标准中的要求，这样才会更有说服力。但是临床老师对规范标准也会质疑，认为规范标准的制定不合理，会增加他们的工作量。

在遇到了这些问题和挑战以后我该怎样解决呢？回到科里我就开始查资料查文献，搞清楚规范为什么要作出这样的修改。发现有研究证实是否穿鞋套对环境中细菌总数及感染发病率并无影响，所以在新版指南中更新为进入 ICU 可不更换专用鞋，必要时可穿鞋套或更换专用鞋。在过去我们知道进入 ICU 时必须更换专用鞋或者穿鞋套，这是众所周知且一直以来一直实行的防护措施，突然更改对于 ICU 的老师来说可能难以理解。我把我查到的研究结果告诉临床的老师，告诉他们证据里是怎么设计研究的、结果是怎样，这样临床的老师也就能够理解为什么规范改为进入 ICU 可以不更换专用鞋，同时还能够更好地把握什么时候需要更换专用鞋或穿鞋套。

那么，要如何解决临床老师为自己不规范操作找借口的情况呢？我发现如果只是冷冰冰地陈述规范标准里的内容，临床的老师会感觉很不舒服，很多时候会想办法为自己找借口、找理由，从心理上拒绝我们。但是，如果我们能够站在他们的角度上为他们考虑，向他们讲述规范标准制定的证据基础，告诉他们严格按照规范标准执行以后会达到怎样好的临床结果，会有效地预防不必要的医院感染发生，同时还会缩短患者住院时间，避免医疗纠纷等一些非常好的结果。经过我的解释，临床的老师知道了这些要求的实际意义和能够带来的好处，就会更容易从心理上接受院感的规范，会主动执行这些规范标准，这样一来增加了规范标准的实际执行率，有助于规范标准的贯彻执行。

解决完以上这些问题以后，我总结了一下经验，发现科研是一个好东西，利用它可以解决日常工作中很多的问题。那么科研到底还解决什么问题呢？除了督导能用到它，它在其他地方还能发挥作用吗？在做院感科研的工作中，我发现一个很好的例子，2017 年美国疾病控制与预防中心（CDC）时隔 18 年发布了新版《手术部位感染预防指南》，在指南更新的过程中，美国 CDC 使用了循证医学的方法，对多个核心数据库1998—2014 年的文献进行系统回顾，共检索了 5 759 篇相关文章，排除了 4 863 篇内容不符的文章，将剩余的总共 170 篇文章列入了新标准制定的循证证据。我们可以看到美国 CDC在制定手术部位感染的预防指南时所参考的循证证据并不是他们为了制定标准进行的专项研究，而是将所有已发表的研究都列入了参考标准。也就是说我们所有人发表的文章只要是内容与标准制定有关，都会成为标准制定的循证证据。从这个非常有国际影响力的组织发布标准的过程我们可以看出，科研的发展为各部规范标准的制定提供了理论基础，没有科研，我们的规范标准就无法科学地制定。

积累了一些科研工作经验后，要明确科研到底是什么。我国教育部对科研的定义是：科学研究是指为了增进知识包括关于人类文化和社会的知识以及利用这些知识去发明新的技术而进行的系统的创造性工作。关于院感科研目前还没有定义，我个人总结为在实验的基础上探索问题的答案，实验是科研的重点，对照则是实验的重点。通过实验可以排除干扰因素，找出问题的真正原因。相比于经验主义，通过实验进行的科研更加具有可信度，正确率更高，找到正确答案的速度也更快。如果依靠经验可能最终也会找到问题的答案，但是在这个漫长的过程中会走很多弯路，难以排除众多影响结果的混杂因素。

可能有些老师会说，我们院感科的日常工作非常累，没有什么时间做科研，我们也不知道怎么做科研，而且大部分院感科属于行政部门，作为行政部门有必要做科研吗？我认为院感人做科研是非常有必要的。以我自己为例，在我想要写论文的时候，首先要确定文章主题，在大量阅读中外文献后我发现，从日常工作出发，对工作中发现的问题进行归纳，找到合适有效的解决方法，对解决方案进行评价评估，这种能够反映实际问题的论文就是好论文、是有价值的论文。在写论文的准备过程中我需要对涉及的临床科室进行充分的了解，他们的实际院感防控是怎么做的，与我们的要求有多大差距，对目前的实际情况进行归纳总结。同时要从监测系统内调取所需要的数据，这些数据是怎样得出的？我在分析哪些指标的时候需要用到哪些数据？类似的数据之间又有什么差别？搞清楚这些以后才能为文章的撰写调取真实可信的数据。必要的时候要进行调查，怎样设计调查问卷？什么样的调查问卷才能得到更为真实准确的结果？如何量化调查问卷中的各个问题结果？然后针对问题找出最恰当的解决方案，选取适用的统计方法对数据进行分析；验证方案的有效性，这又涉及参考其他文章中的措施方法，如何选择恰当的验证方法等等。这一系列的过程对于我这个院感科的新人来说其实是对医院感染督导、监测等各项日常工作的一个系统归纳和总结升华，在这个过程中我能学到的东西是远远超过做其他工作时能够学到的东西，在这个过程中不断地遇到问题，找方法、找答案解决问题，提升了我在医院感染方面的综合能力。做科研相比于其他工作，可以说是一项高难度任务，但这项高难度任务却是一个综合学习、找到自身短板、查漏补缺、提升综合能力的一个很好的经历。可能做科研是要耗费一些时间，但这个期间的付出应该说是物超所值，收获颇丰。

　　再回到开头的问题，当我们在督导的过程中遇到临床问题时，如果我们刚好做过相关的科研研究，那么我们就可以更有把握地处理这些问题。利用科研这个有力的工具，用实实在在的研究数据来说服临床医护人员，让他们知道国家为什么要求这样做，它背后的循证证据是怎样的。国家规范标准不是凭空出现，它们的制定也都是基于科研中临床试验的结果，这些结果是高质量的、是被广泛验证有效的，经过一系列的归纳总结，最终放到规范中要求我们所有医院执行这些措施以达到更好的防控效果。我们实际执行这些标准规范也不应仅仅只是了解规范的内容，还应清楚规范背后的理论证据。对于一些临床老师对工作量增加的抱怨，我们可以用这些研究数据说话，在实施了这些举措之后会给临床工作带来怎样的好处，对于临床的各项指标的提升会起到怎样积极的影响，我相信这些真实的数据比其他的解释都更有说服力，会对各项标准规范的临床实际应用情况产生积极的影响。

作为一名院感工作者，努力开展院感科研，完善理论基础，促进学科发展，把院感这个学科不断发展壮大。我相信在不远的将来当我们向别人提起医院感染控制科的时候，院感已经变成了一个知名度高、影响力强的学科。科研强，则院感强，提升院感知名度，为院感获得广泛关注，院感科研，就是我们努力的第一步。

（郭天慧）

不负青春
用脚步丈量祖国大地

"感"行丝路,
走出自我

　　在这里, 黄河水奔腾怒吼; 在这里, 有一碗让你回味无穷的牛肉面; 在这里, 有着闻名遐迩的敦煌壁画; 这里是丝绸古道上的璀璨明珠。欢迎大家来到甘肃省, 和我们一起踏上陇原行的感控之旅。

　　此次旅行, 我们称它为"感控陇原行", 是由甘肃省医院感染管理质量控制中心牵头组织实施的以"督导、调研、培训"为核心内容的专项质控活动。通过"走下去"的形式, 只为把最新的院感理念带到最基层的医疗机构, 提升医疗机构医院感染监管能力和监管成效, 全面了解我省各级医疗机构医院感染管理现状, 也是为了让感控文化在陇原大地上生根、发芽。

从 2016 年 7 月到 2018 年 4 月，短短 3 年的时间里，对全省 14 个市（州）、86 个县、96 所医院进行了全覆盖的督导检查，举行医务人员职业暴露防护及手卫生专题培训 97 场次，培训医务人员 1.9 万余人。甘肃省地处高原地带，山脉纵横交错，海拔相差悬殊，高山、盆地、平川、沙漠、戈壁兼而有之，而每次出行对于我们来说也未尝不是一种考验。但是，我们"感控陇原行"的同志们风雨无阻、日夜兼程，披星戴月奔赴各个市、州、县，行程途中有付出、有收获、有艰辛、有努力、有欢笑、有泪水，但是更多的是感动。至今回想起来，走过的每一步，经历的每一个片段，都历历在目，满满的感动依旧在胸中荡漾。

2017 年 1 月在武威的一天，罕见的沙尘暴来袭，风沙弥漫，狂风怒吼，5 人座的 SUV 被风吹着一路摇摆，我们所有人的心都提到了嗓子眼，生怕一不小心就会发生交通事故。车在狂沙中缓慢地蠕动着，原本 30 分钟的路程我们艰难地行驶了 3 小时，终于在晚上八九点钟到达目的地。当地的电线已被狂风吹断，黑漆漆的夜里我们进行了"浪漫"的烛光晚餐。筋疲力尽的我们根本顾不上屋子里难忍的沙尘味倒头就睡。第 2 天一睁眼，地上、窗台上、桌子上都堆积了厚厚的一层沙尘，可以画画、可以写字。

2017 年 8 月，我们在定西遭遇了一场地震。就在我们结束工作走在马路上，突然间感觉身体摇晃，一瞬间，马路上的人和车都僵住了，停顿了几秒。地震了，脑海里首先浮现在的是远方的家人，可是此时手机已经没有信号，我们的大脑一片空白。大概几分钟后，手机信号恢复正常，电话、信息瞬间挤爆了，我们已经泪奔。在两年多感控陇原行的路途中，我们已感觉像平常上班一样，早已习惯。而当遇到这样的突发状况时，让我们觉得自己是那么渺小，无论什么时候，家人始终是我们的牵挂。

2017 年 9 月在张掖，恰逢一位队员生日。结束一天的工作后，已经是晚上 10 点，我们同行的同志穿梭了几条街，终于找到了一家蛋糕店，可是此时，店家已经打烊了，在我们再三恳求下，老板终于同意为我们做一份蛋糕。晚上 11 时许，我们把生日蛋糕吊挂在酒店的行李车上送到了这位队员的房间。为了不影响酒店其他人的休息，我们压低了声音为他唱生日歌，一起分享蛋糕、酒水、水果，终于在当天的最后时刻为他过了一个毕生难忘的生日。

途中还有炎热的桑拿天，没有空调、没有风扇，整个人如置身蒸笼一般，穿着隔离衣检查时全身湿透，培训时汗流浃背；室外温度零下十几摄氏度时，我们依旧不畏严寒继续工作。在玛曲县出现高原反应时，我们吸着氧依然认真工作；女生在生理期，又遇重度感冒，人极其疲惫，坚持输完液继续工作。当身体在极度疲乏透支下，每到一处即使培训到嗓子沙哑，依然坚持保质保量完成近 3 小时的培训，充分发扬我们院感人的精神。令我们欣慰的是，每一场培训会都人员爆满，每一场培训都能看出我们基层工作人员对知识如饥似渴，手机不停地拍照、记录。甚至在一家县医院，院长从头到尾认真聆听、记笔记。会后他拉着我们说，当了这么多年的院长，居然第 1 次听说手消液这个东西。最后，他执意要开车送我们到下一站，就是为了在途中能更多地获取一些知识。还有一位保洁大叔，坐在会场的第 1 排，从头听到尾，不知道他听懂了多少，但是他那求知的眼神我们一直都记得。也许这就是我们陇原行的意义，哪怕是给大家带去一点点的帮助，我们都会觉得

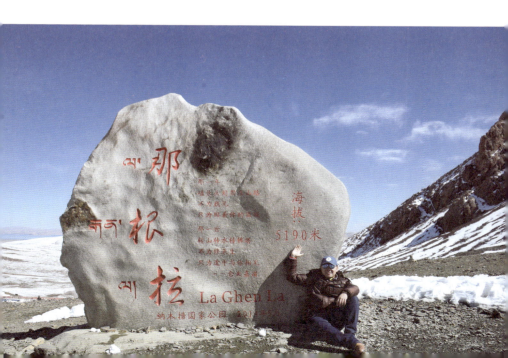

所有的付出都是值得的，大家对我们的肯定，也就更加坚定了我们走下去的信心。

2017 年 10 月，我们来到了平凉市灵台县，当时真的是人在囧途。我们遇到一家宾馆住宿条件极差，房间里散发着霉菌和甲醛的味道，想换一家又太晚不好找。我们放下行李，打开窗户，一刻都不想待在房间里。于是，我们在街头流浪，半夜 12 点的县城，街上已经没有太多的人，深秋的夜已不再是凉爽，而是有些许寒冷。我们哆嗦着、蹦跳着，从不抽烟的女士们还点上了香烟，左手拿着啤酒右手持着香烟，装出一副很酷的样子，拍照、走猫步，自娱自乐。

2018 年 3 月，我们去往陇南市。听当地的人说，高楼山有盘山十八拐，不晕车的人都会晕车。当时我们就在想，我们院感人，女的都是女汉子，男的都是钢铁侠，没那么容易被吓倒。还记得出发的那个早晨，阳光温和，春暖花开，风吹树摇鸟儿飞，真有一番"陇上江南"的味道。我们在车里欢声笑语，被一路美景吸引着也没有体会到什么路陡坡弯，车子沿着文县的临江一路前行。渐渐地，两边壁立万仞的大山映入了眼帘，两山对峙，地势极为险要。越往前走，思绪越发随着高陡的山峰飘来荡去，我们所有人的眼睛都开始盯着车窗外面的路面，不敢有稍微的疏忽。不知道拐上了几个拐，绕过了几道弯，山下的路已经像曲折蜿蜒的带子，若隐若现了。山顶也已没入了云层，又拐过几个大弯，终于到了山顶，4 个人都已经感觉胃里翻江倒海，赶快让司机师傅停车，迫不及待地在山顶开始呕吐。当时的感受真是没有办法用言语来表达，我们只想在山上吹吹风，呼吸清新的空气，不想再回到车上。但是，我们每个人都清楚地知道我们肩负的使命，我们重任在身，我们每天都安排有序，我们没有多余的时间浪费在路上。而接下来的路，大家可想而知，我们一直在停车、呕吐、休息的一次次循环中缓缓前行，一般只需要 3 小时的车程，硬生生让我们拖延成了 6 个多小时。下午时分，终于来到了市区，几个人都是脸色蜡黄，精神萎靡，感觉头晕眼花、脚踩棉花。我们也真正领教了高楼山的厉害，在每个人的心中都留下了深刻的记忆。稍微休整后，大家又满血复活地开始准备第 2 天的工作内容。

这一路，我们时间紧、任务重，走完整个市需要十几天的时间，大家都特别累，不管是在接送的车上，还是在宾馆的大厅座椅上都睡着过。一旦到了目的地，去医院督导、培训的时候，我们又像打了鸡血一样，精力充沛、侃侃而谈。恨不得把自己脑海中的知识都翻倒出来讲给大家，唯恐说得少了。

这一路，我们有过争执，有过想要放弃的念头，但最终还是坚持了下来。回想起来，忙碌中充满着欢声笑语，充满着感动与慰藉。支撑我们的是院感人不怕苦、不怕累、不忘初心的信念，再艰难，我们也相互打气，牢记使命，砥砺前行。

"感控陇原行"已经落幕，"感行丝路"即将开启。"感行丝路"就是"感控陇原行"的回头看，对之前工作的查漏补缺。用我们的真诚和努力，用我们的信念和毅力，用我们的付出和行动，更加全面深入地传达感控文化，让"感行丝路"伴随着"感动中国"的步伐扬帆起航，让我们陇原感控人更加专业，让我们的医务工作者都懂感控，让我们甘肃省的感控事业一步步前进！

　　暴雨相随风相伴，千磨万击还坚劲，任尔东西南北风！感行丝路，只为走出自我！

（樊玉清　张　培　李　静　王　娟）

我自豪，
我是感控追梦人

　　我自豪！我是一名感控人，也是一名感控追梦人！

　　天气微凉，酥雨朦胧，远方微光闪烁，渭河之水缓缓流淌，微闭双眸感受这年际初雨，有一丝萧索，也有一抹清新，生活中的点点滴滴，工作中的所感与所悟，仿佛瞬间回荡在我的心底，些许回味，些许感动……

　　其实，在刚负责手术室院感工作那两年，我是有些抵触、有些不开心的。有时候我会问自己，这是我想要的工作吗？因为它无关我的情绪，无关我个人的表达，更多的像是在完成一项任务。同时在我看来，那些琐碎的感控工作，远不及参与手术、挽救患者生命更让人有成就感，这个困惑在我心中停留了很长一段时间。直到有一次，一位专家的一席话点醒了我，正所谓"一语点醒梦中人"。他说："就一台手术来说，如果院感控制工作没有做好，你手术做得再漂亮，最终可能一切都会化为乌有。"专家的一句话令我真切意识到什么是"感控无小事"，什么是"院感零容忍"。从那一刻起，我才真正理解感控工作的重要，感受到我们感控人的伟大。

作为一名手术室院感监控护师，我深知感控工作涉及方方面面、覆盖全流程，从新大楼手术室的建设，到每一台手术、每一个患者，都有我们感控人工作的痕迹。我们虽没有解除患者病痛、挽救患者生命那样惊心动魄、令人振奋的经历，但我们每一位感控人时刻都在默默地付出，为每一次手术的成功、每一次生命的挽回保驾护航！这就是我们，普普通通、平凡的感控人！

后来我每次谈及感控工作，都会很自豪地说："我是感控人，我们是感控路上的追梦人！"

记得 2016 年 5 月，在陕西省卫生和计划生育委员会的安排下，由我院组织的涵盖临床、护理、医技、管理多个部门的 5 名医疗骨干加入陕西省第 6 批援藏医疗队，而我就是其中的一员。在半年援藏工作中，我们不但收获了友谊，更收获一段美好的回忆。2016 年 5 月 30 日，我们经过简单的准备，带着领导的信任、同事的嘱托、朋友的关怀、亲人的牵挂，踏上了为期半年的援藏征途，奔赴平均海拔 4 300 米的西藏阿里地区日土县。其实出发前我还是有些担心的，当然并不是担心自己的身体不适，而是担心如何高标准完成领导交予的任务。此次援藏任务很明确，就是帮扶西藏阿里地区日土县卫生服务中心创建一级甲等医院。当接到任务时，我们援藏小组所有人员都有些摸不着头脑，什么是"一甲"啊，经过多方查阅我也没找到一级甲等医院的标准，只知道一级甲等医院必须要有手术室，此次任务中很重要的一部分就是要帮助日土县卫生服务中心建造手术室。我工作那么多年，天天工作的环境就是手术室，可我从来也没想过如何建成一个手术室，这也是我最担心的问题。工作第 1 天，与当地医院的老师相互沟通交流，详细查看了医院的基本情况。在与他们的交谈中，我能感觉到他们脑海中所认识的手术室其实就是 4 间房子串起来，但对于手术室院感监控护师的我，首先要从手术室建筑规范及院感控制的角度去思考，如何才能将现有的条件通过巧妙的改善，使手术室布局相对合理。面对当时的情况，说句心里话，我很庆幸我不仅是一名手术室工作者，还是一名手术室院感监控护师。就在那一瞬间，不知从何而来的一股强大的勇气与自信冲击着我的心灵，我认为我能做好，可能就是所有感控人那一份坚持不懈的精神在时刻激励着我。

于是，我的工作开始了！

第一，根据查看的情况我很快绘制了一幅手术室示意图，将具体存在的问题在示意图上标明，并在手术室现场与当地院长进行了交流，达成一致。

第二，手术室常规用物的准备。根据实际情况，列出了手术室所需物品的清单，并与当地医院的央吉护士一同将库房的物品进行了整理，统筹安排，有序放置。在整理过程中，根据日土县卫生服务中心计划实施的手术情况，配置出 3 套手术器械。

在整理库房时，央吉无意间看到一个简易呼吸气囊，问我："老师，这是干什么的？"听着藏族同胞说汉语时的独有语调，我竟一时懵了，我问："你不知道这是干什么的吗？"因为我知道，他们这里虽没有手术室，但有产房。我又问："你们这里的产房，新出生的婴儿，如果需要吸氧，你怎么做啊？"她不假思索告诉我："嘴对嘴！"听到这一答案，我竟不知该如何继续与她对话，透过她明亮的眼睛，我仿佛看到了她给新生儿做处理的那一幕，我们质朴的藏族护士的义不容辞。后来我了解到，他们是认为就应该这样做，这是老一辈流传下来的，她还说："希望您告诉我该怎么做。"听到这句话，我深感医疗技术和设施普及的重要性，同时也意识到我们的院感工作任重而道远！

第三，也是最重要的，是培训。因为我知道手术室专业培训是重中之重，一切外部的问题可以通过整改来实现，而手术室人员的储备是要经过漫长的培训与磨练，所以我们进藏之前就已经准备好了培训课件。每次培训，看着大家求知的眼神，我们似乎都已然忘记了高原反应，不惜余力地给大家讲解着、示范着。

最终我们圆满完成了组织交给的任务，帮助西藏阿里地区日土县卫生服务中心成功创建一级甲等医院。迎检的那一天，我们援藏小组的 5 个小伙伴躺在医院门口的草地上，仰望着湛蓝的天空，呼吸着稀薄的空气，那一刻我的身体觉得好轻松，无法形容的美妙油然而生。

援藏回家已 5 年有余，再次翻开我援藏的笔记和照片，一幕幕如电影般闪过，看着照片上熟悉的画面、熟悉的人，不免有一丝丝的怀念。

记得是那一年中秋节的晚上，我独自在宿舍坐在电脑前，听着一首《家的味道》，指尖随着思家的旋律在键盘上不停地敲打着文字："中秋节是个阖家团圆的节日，在这个本该与家人团聚的日子里，我因工作需要远离亲人。身在西藏阿里地区日土县的我突然从内心深处感知到'团圆'一词的真正内涵，也只有远离，只有独处，才能体会到其中的深切含义。月圆之际，望星空、赏明月、品月饼、念朋友、思亲人，真切感受着独在异乡为异客，每逢佳节倍思亲；体会吾在黄河头，乡在黄河尾，日日思乡不见乡，共饮黄河水的真谛。而这一切正是我们援藏人的情怀，一种奉献的大爱，也正是我们每一名院感人所拥有的！这份情怀，将伴随着我不断前行。我将不断超越自我，在平凡的岗位上演绎别样的风采！"

　　作为一名感控人的我，从起初的不情愿到现在对这份工作的热爱，源于专家的一席话与援藏期间的所见所思，更源于对生命的敬畏。正是这平凡的工作彰显了我们感控人的脚踏实地，更彰显了我们感控人的那份坚守与执着！

（张斌涛）

52检